ÉTUDE

SUR LES

PARALYSIES POST-PNEUMONIQUES

PAR

Le Dʳ Nicolas JANAKIEFF

LYON

A. REY, IMPRIMEUR-EDITEUR DE L'UNIVERSITE

4, RUE GENTIL, 4

190

ÉTUDE

SUR LES

PARALYSIES POST-PNEUMONIQUES

ÉTUDE

PARALYSIES POST-PNEUMONIQUES

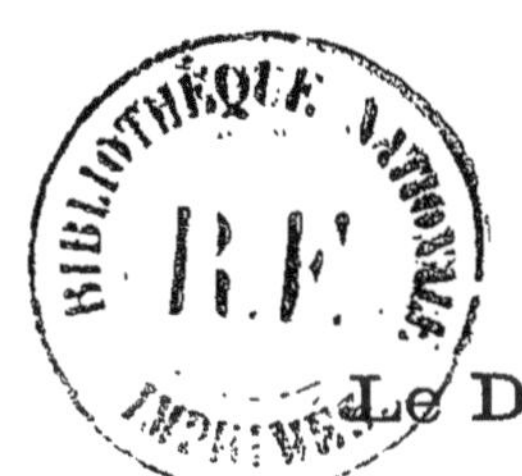

PAR

Le Dr Nicolas JANAKIEFF

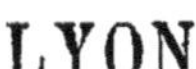

LYON

A. REY, IMPRIMEUR-ÉDITEUR DE L'UNIVERSITÉ
4, RUE GENTIL, 4

1900

A la Mémoire

DE MA MÈRE et DE MON FRÈRE

A la Mémoire

DE MA GRAND'MÈRE

A la Mémoire

DE MON ONCLE et DE MON BEAU-FRÈRE

A MON PÈRE

A MON FRÈRE

A MES SŒURS

A MES BEAUX-FRÈRES

A TOUS MES PARENTS

Pendant que nous suivions la clinique de M. le professeur Bondet, nous avons eu l'occasion d'observer un malade atteint de troubles paralytiques post-pneumoniques. M. le professeur Bondet nous a autorisé à recueillir son observation pour en faire le point de départ de notre thèse inaugurale.

Nous adressons à M. le professeur Bondet l'hommage de notre respectueuse gratitude et profonde reconnaissance, pour les nombreuses années pendant lesquelles nous avons suivi son précieux enseignement avec beaucoup d'intérêt et de profit.

Nous prions M. le professeur Mayet d'agréer nos plus sincères remerciements du grand honneur qu'il nous fait en acceptant la présidence de notre thèse.

Nous sommes heureux aussi d'acquitter publiquement notre dette de respectueuse reconnaissance envers tous nos Maîtres de la Faculté et des hôpitaux qui, par leurs leçons, leurs conseils et leur expérience, nous ont initié à la pratique de la Médecine.

INTRODUCTION

Les paralysies pneumoniques peuvent être divisées,
au point de vue de leur mode d'apparition, en deux
grands groupes : 1° en paralysies pneumoniques pré-
coces et, 2°, en paralysies pneumoniques tardives.

Dans le premier groupe, survenant au début ou pendant la période d'état de la pneumonie, rentrent les
paralysies qui affectent le type monoplégique, excep-
tionnellement le type paraplégique et très souvent le
type hémiplégique. Cette dernière forme, connue depuis le dernier siècle, a été bien étudiée depuis les
travaux de Charcot[1] et Vulpian, et surtout depuis la
thèse inaugurale de M le professeur Lépine[2].

Dans le second groupe rentrent les paralysies qui se
montrent à la fin ou pendant la convalescence de la
pneumonie. Elles se présentent sous des formes diverses : paraplégie, paralysies croisées, diffuses, loca-
lisées, paralysie ascendante à forme paraplégique, etc.

---

[1] Charcot, *Leçons cliniques sur les maladies des vieillards et
les maladies chroniques.*

[2] Lépine, *de l'Hémiplégie pneumonique*, 1890.

« Ces troubles paralytiques, dit Boulloche[1] dans sa thèse, sont caractérisés essentiellement par leur diffusion, leur prédominance aux membres inférieurs et, dans la grande majorité des cas, par leur curabilité. Rien donc qui permette de les rapprocher des paralysies de la période d'état : autant les premières sont brusques dans leur apparition, limitées le plus souvent à une moitié du corps, autant elles affectent le type d'une maladie cérébrale, autant celles-ci sont lentes dans leur apparition, généralisées à la plus grande partie du corps, autant elles éveillent l'idée d'une maladie de la moelle ou d'une affection du système nerveux périphérique. »

C'est ce groupe de paralysies post-pneumoniques que nous avons principalement en vue dans cette étude.

Nous verrons, dans le chapitre suivant, que l'existence de ces paralysies a été mise en doute, après les beaux travaux de Macario et de Gubler.

Beaucoup d'auteurs comme Jaccoud, Grisolle, Dechambre, etc., n'ont vu, dans l'apparition de ces accidents, qu'une simple coïncidence, un fait de hasard, une complication purement fortuite ou une conséquence de l'infection diphtérique du vésicatoire.

Aujourd'hui le doute n'est plus permis : l'existence réelle, quoique rare, des paralysies post-pneumoniques est démontrée incontestablement par les observations de Carré, Stéphan, Massolongo, Oppenheim, Charcot, Boulloche, etc.

---

[1] Boulloche, *des Paralysies pneumoniques* (th. de Paris, 1892, n° 99, p. 53).

Division du sujet

Notre travail comprendra les chapitres suivants :

ÉTUDE

SUR LES

PARALYSIES POST-PNEUMONIQUES

CHAPITRE PREMIER

HISTORIQUE

Les paralysies post-pneumoniques datent de la plus haute antiquité : « Il semble, dit Landouzy [1], que les anciens avaient bien vu les paralysies locales ou voisines, puis les paralysies éloignées et diffuses que peuvent entraîner après elles la pneumonie et la pleurésie ; peut-être Hippocrate a-t-il décrit les premières . »

M. Imbert-Gourbeyre, dans son remarquable mémoire intitulé « Recherches historiques sur les paralysies consécutives aux maladies aiguës », dit : « L'histoire des paralysies pneumoniques est bien ancienne, puisqu'elle est formulée aphoristiquement par les deux chefs de l'école grecque et de l'école arabe [2] . »

On trouve, en effet, dans Hippocrate, l'aphorisme suivant [3] : « Quand le poumon est enflammé conjoin-

[1] Landouzy, *des Paralysies dans les maladies aiguës* (th. agrég., 1880, p. 20).

[2] I. Gourbeyre, *Gaz. méd. de Paris*, 1863, p. 517.

[3] Hippocrate, *Prénotions Coaques,* n° 401.

tement avec le cœur, le malade devient paralytique de tout le corps et meurt le deuxième ou le troisième jour. »

Dehaen [1] applique cet aphorisme aux paralysies dans les phlegmasies thoraciques.

Avant Dehaen, les premiers commentateurs d'Hippocrate (Duretus, Jacotius, Hollerius) avaient admis la même explication.

Bellini [2] disserte sur le passage d'Hippocrate et fait remarquer que le divin vieillard ne dit pas s'il y a paralysie du bras ou de tout un côté du corps. Il incline du côté de la paralysie de voisinage, sans nier la possibilité de la paraplégie en pareil cas.

Avicenne rattache aux affections de poitrine certaines paralysies étendues.

Galien [3], à propos d'une paralysie locale ou de voisinage, à la suite d'une péripneumonie, a donné l'explication suivante : « Un autre (individu), qui entrait en convalescence d'une violente péripneumonie, éprouvait de la gêne de la sensibilité des parties postérieures et internes du bras et également dans la plupart des parties de l'avant-bras jusqu'à l'extrémité des doigts ; quelques-uns même des doigts étaient lésés dans leurs mouvements. Il arriva, chez cet individu, que les nerfs des premier et second espaces intercostaux furent lésés : le premier de ces nerfs, remarquable

[1] Dehaen, *Ratio medendi*, t. I, 1761, p. 308.

[2] Bellini *Opuscula practica : De morbis pectoris*. Francof. et Lepsiae, 1718.

[3] Claude Galien, *des Lieux affectés*, liv. IV, chap. VII, traduit par le Dr Deramberg, t. II, p. 604.

par sa grandeur, s'enfonce très avant, uni à celui qui le précède, mais partagé en beancoup de ramifications que nous avons vues dans les dissections, et dont quelques-unes arrivent jusqu'à l'extrémité des doigts par la région interne de l'avant-bras : le second nerf, qui est ténu et n'est uni à aucun autre, se dirige sous le derme, vers le bras, à travers l'aisselle, se ramifiant dans le derme de la région interne et postérieure du bras. Notre homme guérit promptement par l'application d'un médicament à l'origine des nerfs des premier et second espaces intercostaux. »

Pour Galien, la paralysie était due à une propagation de l'inflammation pulmonaire aux nerfs intercostaux et de là aux nerfs du bras.

Tissot [1] rapporte l'observation de Galien, et dit que la compression que les nerfs éprouvent par l'enflure de quelque partie enflammée peut produire de semblables paralysies.

Pigray [2] raconte avoir eu une affection de poitrine très grave, dont il fut longtemps malade ; ce fut probablement une pleuro-pneumonie ; il cracha longtemps et crut y avoir laissé un poumon tout entier : « Ma seule consolation, dit-il, estait d'en estre quitte pour un poulmon, comme encore ne sçay ce qu'il en est. bien est vrai qu'il m'est toujours demeuré une douleur sourde et une faiblesse du bras du côté malade. »

Huxham [3], médecin anglais, est considéré par Gubler

---

[1] Tissot, *Traité des nerfs*, t. II, pr. p. p. 268.

[2] Pigray, *Epitome des préceptes de médecine et chirurgie*, 1516.

[3] Huxham, *Traité des fièvres*, tr. fr., 1768.

comme ayant décrit le premier la paralysie post-pneumonique. Dans son célèbre *Essai sur les fièvres*, il
s'exprime ainsi : « Dans quelques péripneumonies très
violentes, où les deux lobes des poumons sont très fortement enflammés et obstrués, il survient une faiblesse
immédiate et extrême, accompagnée d'une inexpri-
mable anxiété, d'oppression à la poitrine, d'un pouls
petit, faible, tremblant, de froideur des extrémités, de
sueurs gluantes, froides et partielles ; les yeux sont
fixes et enflammés, la figure marbrée et presque livide ;
tous ces symptômes sont bientôt suivis de stupeur, de
délire, et j'ai vu dans quelques cas, rares à la vérité,
une paraplégie complète. »

Portal [1], dans ses Cours d'anatomie, raconte qu'un
homme qui mourut de pneunomie avait été affecté,
pendant le cours de la maladie, d'engourdissement et
de diminution de la sensibilité des extrémités inférieures. Plus loin, il ajoute avoir vu plusieurs péripneumoniques qui, après avoir éprouvé des mouvements involontaires, comme convulsifs, dans les
extrémités supérieures, avaient eu de la peine à les
mouvoir, car elles étaient devenues engourdies et
même insensibles ; et les mêmes effets avaient eu lieu
quelquefois dans les extrémités inférieures.

Martinet et Parent-Duchâtelet [2] et Raikem [3], cités par

---

[1] Portal, *Cours d'anatomie médicale*, t. III, p. 219 et 258,
et Mémoire de l'Académie royale des sciences, 1789.

[2] *Recherches sur l'inflammation de l'arachnoïde*, obs. 137.

[3] Raikem, Observations sur quelques maladies de l'encéphale
(Répertoire gén. d'anatomie, t. I, 1826, obs. I).

Imbert-Gourbeyre, relatent deux observations de paralysies péripneumoniques.

J. Franck[1] parle aussi des paralysies péripneumoniques et, comme Portal, il les explique par la congestion sanguine dans la colonne vertébrale.

Nous trouvons dans Ollivier d'Angers[2] la première observation de paralysie post-pneumonique avec autopsie.

En 1848, Chauffard, dans un article de la *Médecine pratique*, rapporta deux cas de paralysies peneumoniques survenues l'une pendant la période aiguë, l'autre pendant la convalescence[3].

Mais c'est à Macario[4] (de Nice) que nous devons les premières descriptions sur les paralysies post-pneumoniques. Dans son article intitulé : « Nouvelle espèce de paralysie; paralysie pneumonique », paru dans le *Bulletin général de thérapeutique*, 1850, il dit : « Je viens maintenant appeler de nouveau l'attention des savants sur une espèce de paralysie dont je n'ai jamais ouï parler, et dont les auteurs anciens ou modernes n'ont jamais laissé, que je sache, la moindre trace dans leurs écrits. Je veux parler d'ane paralysie qui se manifeste dans la convalescence de l'inflammation aiguë des poumons, et que j'appellerai, si on veut bien me le permettre, paralysie pneumonique. » Plus tard, en 1857

---

[1] J. Franck, *Pathologie médicale*, t. IV, p. 185, art. PÉRIPNEUMONIE 1840.

[2] Ollivier (d'Angers), *Traité de la moelle épinière et de ses maladies*, 1827, p. 451.

[3] *OEuvres de médecine pratique*, 1848, t. I, p. 439-440.

[4] Macario, *Bull. gén. de thérapeutique*, déc. 1850, p. 543.

et 1858, parut, dans la *Gazette médicale de Paris*, son important mémoire sur les paralysies dynamiques ou nerveuses, où il consacre un chapitre entier aux paralysies post-pneumoniques[1].

Après les travaux de Macario, qui ont servi de base aux recherches ultérieures, nous voyons paraître, en 1859, le remarquable mémoire de Gubler sur les paralysies asthéniques et diffuses des convalescents[2].

Gubler cite les faits anciens de Galien, Boerhaave, etc., concernant les paralysies de voisinage consécutives aux inflammations aiguës de l'appareil respiratoire. Il arrive au *Traité des fièvres de Huxham* et fait l'analyse de certains passages où le médecin anglais tend à invoquer l'asphyxie ou l'anoxémie comme cause de la paralysie pneumonique. Il passe ensuite à l'étude des observations de Macario, Landry, Pidoux, Revillout, et critique vivement cette regrettable tendance des auteurs à rapporter souvent à une infection diphtérique du vésicatoire les troubles paralytiques consécutifs.

Nous verrons, lorsque nous aborderons la question de la pathogénie des paralysies post-pneumoniques, quelle a été l'opinion de ce maître qui a proclamé, avec autorité, l'existence de ces paralysies.

---

[1] *Gazette médicale de Paris*, 1857 et 1858, p. 85. Voir aussi ; *Moniteur des hôpitaux*, fév. 1853 ; *Union médicale*, 8 nov. 1859.

[2] Gubler, les paralysies dans leurs rapports avec les maladies aiguës et spécialement les paralysies asthéniques diffuses des convalescents *(Arch. gén. de méd*, 1859, t. XVI et XVII, 5e série).

Beaucoup d'auteurs, après le mémoire de Gubler, refusaient de voir entre la pneumonie et la paralysie un rapport de cause à effet.

C'est ainsi que Dechambre[1] et Bergeron[2] n'admettaient qu'un fait de hasard dans l'apparition des paralysies post-pneumatiques.

Grisolle[3] considère la paralysie post-pneumonique comme un accident fort rare et dit n'en avoir observé qu'un seul exemple. « M. le Dr Macario, dit-il, à qui le hasard en a montré plusieurs, a voulu faire de cette paralysie une espèce distincte sous le titre de paralysie pneumonique. Nous ne saurions admettre cette opinion. La paralysie consécutive aux pneumonies est si rare, si exceptionnelle, qu'il est bien permis de la considérer comme un fait accidentel, comme une complication purement fortuite, à la production de laquelle la pneumonie a pu avoir sans doute une certaine part, mais sans pouvoir établir pourtant un rapport étiologique spécial. »

Jaccoud[4] discute les observations de Gubler et de Macario et en rapporte plusieurs à la diphtérie.

Schneider[5] rapporte une observation de paralysie post-pneumonique.

---

[1] Dechambre, *Gaz. hebd.*, 1859, p. 676.

[2] Bergeron, *ibid.*, p. 710.

[3] Grisolle, *Traité de la pneumonie*, 1864, p. 444.

[4] Jaccoud, *les Paraplégies et l'ataxie du mouvement*, 1864, p. 429.

[5] Schneider, *des Paralysies consécutives aux maladies aiguës* (th. de Paris 1877.)

Leyden[1], parlant des paralysies consécutives aux inflammations des organes thoraciques, cite les faits anciens de Boerhaave, de Huxham, et les observations de Macario. Il donne deux cas de paralysies de la convalescence de la pneumonie : chez un des malades, il a noté un petite contracture dans le genou avec amyotrophie ; chez l'autre, il a observé une paralysie ascendante subaiguë, mais malheureusement il n'en donne pas les observations.

Nous trouvons, dans la thèse d'agrégation de M. Landouzy[2], un court chapitre consacré aux paralysies pneumoniques. M. Landouzy admet, comme Gubler, une distinction complète entre les paralysies diffuses, progressives, consécutives à la pneumonie, et les accidents hémiplégiques apparaissant dans le cours même de la pneumonie.

En 1884 parut la thèse de Bourguet[3] sur la paraplégie pneumonique. Nous y trouvons une nouvelle observation de paralysie post-pneumonique suivie de mort.

Carré, en 1888, dans un très intéressant mémoire, fait une étude sérieuse sur les paralysies pneumoniques et donne de nouvelles observations[4].

L'année suivante, Stéphan[5] fait, dans la *Revue de Médecine*, une étude analogue.

[1] Leyden, *Traité clinique des maladies de la moelle épinière*, tr. française, 1879, p. 545.

[2] Landouzy. *loc. cit.*

[3] Bourguet, *Paraplégie dans la pneumonie* (th. Montpellier 1884, n° 43).

[4] Carré, Paralysies dans la pneumonie (*Gaz. hebd.* 1888).

[5] Stéphan, Des paralysies pneumoniques (*Rev. de méd.*, 1889).

Enfin, plus près de nous, nous trouvons l'excellente thèse de Boulloche[1] et, tout récemment, les thèses de Roussel[2] et Ducloy[3].

[1] Boulloche, *loc. cit.*

[2] Roussel, *Contribut. à l'étude des paralysies pneum.* (th. de Paris, 1896, n° 411.)

[3] Ducloy, *Paralysies pneumoniques* (th. de Lille, 1897, n° 31.)

CHAPITRE II

DESCRIPTION

En comparant entre elles les différentes observations que nous avons pu recueillir, nous sommes frappé des grandes dissemblances qu'elles présentent. Ce fait nous explique pourquoi ces paralysies, variables dans leur mode de début et dans leurs allures, se prêtent mal à une description d'ensemble.

Fréquence. — Les paralysies de la convalescence de la pneumonie sont d'une rareté remarquable, ce qui a contribué à ce que leur existence fût longtemps discutée, comme nous l'avons vu dans le chapitre précédent.

Age. — L'âge du sujet n'a pas une grande influence sur le développement de la paralysie post-pneumonique. Cette paralysie peut s'observer à toutes les périodes de la vie. Mais tous les âges ne sont pas également frappés : nous l'avons trouvée trois fois seulement chez les enfants : à 22 mois, à 6 ans et à 10 ans ; un seul malade était âgé de 83 ans ; dans tous les autres cas, l'âge du sujet a varié de 20 à 65 ans.

Sexe. — Nous avons noté un seul cas de paralysie post-pneumonique appartenant au sexe féminin (obs. V);

tous les autres cas appartiennent au sexe masculin, ce qui prouve que les hommes sont plus souvent frappés que les femmes.

Conditions antérieures. — Il semble, d'après la lecture de nos observations, que la *nature* de la pneumonie joue un rôle important dans la production des troubles paralytiques. Dans les observations (VII, IX, XII, XIX), il s'agit d'une pneumonie double ; les faits de Massolongo (obs. XIV, XV, XVI) ont été signalés au cours d'une épidémie pneumonique ; dans d'autres cas, il s'agit d'une pneumonie grave, typhoïde, etc. Nous pouvons donc affirmer — et c'est l'opinion de Carré, Netter, Massolongo — que les manifestations les plus graves de la pneumonie donnent naissance, le plus souvent, aux accidents paralytiques.

Moment d'apparition. — Les paralysies post-pneumoniques surviennent au moment de la crise, quelques jours après, ou en pleine convalescence. En général, c'est quinze jours, trois semaines après la crise que ces troubles apparaissent.

Mode du début. — Le début est apyrétique et s'annonce lentement dans la plupart des cas. Il n'y a point de symptômes généraux pouvant faire prévoir le début des accidents. Souvent, les malades se plaignent de fourmillements, de picotements, d'engourdissement dans les jambes, dans les bras ; quelquefois c'est une sensation de froid dans les pieds et dans les bras ; dans d'autres cas, c'est la mydriase, la chute de la paupière, une constriction à la gorge, une gêne de la déglutition (obs. VII), une douleur à la nuque ou dans les jambes (obs. XVII, XXI), ou une paralysie du voile du palais (obs. XXVII), qui sont le prélude des accidents paralytiques.

Très souvent, les jambes sont les premières atteintes, puis les bras. Dans d'autres cas, la paralysie débutant par un bras ou une jambe y reste localisée.

Période d'état. — *Troubles moteurs.* — Dans cette période, les phénomènes du début se sont accentués. Les jambes fléchissent sous le poids du corps, elles n'obéissent plus à la volonté et tombent comme un corps inerte. Les mains ne serrent que faiblement, elles laissent échapper les objets qu'elles cherchent à saisir ; les doigts sont fléchis dans la main et restent immobiles. La marche devient de plus en plus difficile ; les fourmillements gagnent la totalité des membres ; la faiblesse est extrême et les malades sont obligés de s'aliter.

Le plus ordinairement, la paralysie n'est pas aussi complète. Les malades peuvent faire exécuter à leurs membres différents mouvements incomplets ; ils traînent leurs pieds en marchant ; couchés, ils soulèvent leurs jambes au-dessus du plan du lit. Les parties excentriques sont plus atteintes que les autres, et la paralysie diminue d'intensité à mesure qu'elle remonte vers la racine des membres.

Douleur. — Les douleurs ne sont jamais très vives. Elles paraissent siéger souvent au voisinage des articulations. Elles sont surtout provoquées par les mouvements du malade ou par la pression digitale sur les masses musculaires et les nerfs.

Des douleurs en ceinture sont signalées dans quelques-unes de nos observations (obs. XX, XVII).

La *nature* de la douleur est variable : tantôt une sensation de fourmillements désagréables, tantôt des picotements intenses qui empêchent le malade de dormir ; mais jamais on n'a signalé de douleurs fulgurantes ou térébrantes.

Sensibilité.— Les troubles de la sensibilité sont très peu marqués. Dans l'observation de Pidoux, l'insensibilité de la plante des pieds est signalée. Une fois, on a trouvé l'hyperesthésie et l'anesthésie des jambes (obs. VII), et deux fois la perte de la sensibilité sur le territoire du nerf cubital. Dans l'observation de Carré, la sensibilité, sous ses trois modes, a été complètement abolie dans les jambes. Dans celle de Landry, elle a été diminuée dans les segments inférieurs des membres. Dans l'observation de Charcot, on a signalé, au début, l'anesthésie aux mains, aux jambes et aux pieds ; mais, plus tard, ces régions ont complètement recouvré leur sensibilité. Dans les autres cas, la sensibilité est parfaitement conservée.

Atrophie musculaire. — Elle n'est pas un symptôme constant de la paralysie post-pneumonique. Elle apparaît à des époques différentes de la paralysie, mais, en général, elle se montre tardivement. Cette amyotrophie existait très nette dans l'observation de Charcot. Sous son influence, la main avait pris l'aspect d'une griffe, comme dans l'atrophie musculaire progressive ; les éminences thénar et hypothénar étaient aplaties ; les espaces interrosseux excavés. Les membres inférieurs étaient pris aussi à leur tour, et les jambes (jambes en fuseau) étaient surtout atrophiées vers la partie inférieure. Les pieds étaient tombants, fléchis en griffe, par les rétractions tendineuses. Dans l'observation de Rondot, nous trouvons aussi un amaigrissement et un aplatissement prononcés des muscles des mollets, de même que dans celle de Boulloche. Dans les cas Schœngarth et Oppenheim, il y aurait une atrophie complète des extenseurs. Aldrich signale une atrophie des muscles de l'épaule. Nous avons constaté, chez notre malade, une légère amyotrophie de la partie antérieure de la cuisse droite.

Le *tremblement* des membres a été rarement signalé. Ce symptôme existait tres net chez le malade de Richard, qui était atteint de sclérose en plaques.

Réflexes. — Ils sont souvent diminués, quelquefois abolis, mais rarement exagérés.

Réaction électrique. — L'examen électrique des muscles a été rarement pratiqué : il ne nous donne pas de renseignements précis sur le degré et l'intensité de la paralysie.

Dans le cas de Landry, le malade ayant été atteint d'une paralysie post-pneumonique généralisée et ascendante, les troubles de la motilité électrique étaient nuls. Charcot a observé une réaction de dégénérescence partielle dans les muscles radiaux, les palmaires, et une réaction de dégénérescence complète dans les muscles interosseux atrophiés, ainsi que dans les extenseurs de la jambe, les pédieux et le fléchisseur commun des orteils. Leech a constaté aussi une réaction de dégénérescence partielle sur quelques-uns des muscles paralysés. Schœngarth a trouvé que la contractilité faradique était abolie dans tous les groupes musculaires des extrémités inférieures; de très forts courants pouvaient seulement déterminer de faibles contractions dans les muscles de la cuisse droite; il en était de même pour les extrémités supérieures. Chez le malade de l'observation XXIX, on trouva une diminution de l'excitabilité électrique des muscles paralysés et des nerfs, aux courants galvaniques et faradiques. Boulloche (obs. XXVI) signale une abolition de la contractilité faradique au niveau des muscles de la cuisse, du mollet, du biceps et des extenseurs de l'avant-bras; une absence de contractilité galvanique dans les droits antérieurs de la cuisse entièrement atrophiés; une contraction tétanique des adducteurs et une réaction de dégénérescence des jumeaux. Nous avons trouvé, chez notre malade, une diminution de l'excitabilité faradique des muscles de la région antérieure de la cuisse droite.

Nous venons d'étudier la paralysie des membres qu'il est habituel d'observer après la pneumonie. Voyons maintenant quels sont les autres organes qui peuvent être atteints de troubles paralytiques.

Paralysie du voile du palais. — Elle a été signalée deux fois: une fois, elle s'est montrée comme un symptôme isolé, unique, après une pneumonie épidémique, chez un malade qui avait antérieurement une angine diphtérique (obs. XVI); une autre fois, la paralysie post-pneumonique, débutant par le voile du palais, s'est propagée ensuite aux membres (obs. XXVI).

Cette paralysie se traduit par du nasonnement, par

une gêne de la déglutition : le malade éprouve une difficulté à avaler; les liquides sont rejetés par les fosses nasales, comme dans le cas de Boulloche. A ces symptômes s'ajoute l'impossibilité de parler, de soufler, etc. Les mouvements de la langne deviennent difficiles et la parole embarrassée. L'examen de la gorge montra à Boulloche que le voile du palais tombait verticalement, flasque et inerte, que la sensibilité de cet organe était peu affectée et que quelques mouvements de la luette étaient encore possibles.

Troubles des sens. — Ces troubles sont signalés dans plusieurs observations simultanément avec les troubles paralytiques des membres; ils sont très rares quand ils sont isolés. Dans l'observation de Pidoux, il y avait, au début, de la mydriase du côté gauche et une chute de la paupière supérieure; plus tard se sont montrées les paralysies de la langue, du pharynx et des membres. Dans celle de Boulloche, une paralysie des deux droits externes et du releveur de la paupière supérieure gauche; l'amplitude de l'accommodation était diminuée. Le malade de Revillot avait la vue très affaiblie, en même temps qu'il éprouvait une sensation de constriction à la gorge et une gêne de la déglutition. Kindt signala la parésie du nerf facial gauche; l'ouïe était aussi diminuée du même côté. Richard nota, à l'examen ophtalmoscopique, un nystagmus léger, une diminution de l'acuité visuelle, mais l'absence de myosis et de lésions profondes de l'œil (obs. XII). Le malade de Carré apercevait comme un nuage devant ses yeux.

La paralysie isolée de la langue a été notée par Dehaen et Depérie, cités par Carré.

Les sphincters sont indemnes, sauf dans le cas de Carré qui se rapporte à une myélite post-pneumonique, où, peu de temps après la période de résolution, est survenue une paralysie des sphincters de la vessie et du rectum. L'incontinence passagère d'urine a été signalée deux fois chez les enfants (obs. I et XXIII). Quelques auteurs notent une constipation peu intense. En somme, une paralysie persistante du rectum et de la vessie est un fait rare dans l'histoire des paralysies de la convalescence de la pneumonie.

Les autres organes échappent à la paralysie. L'état général des malades reste, dans la plupart des cas, excellent.

Marche. — Durée. — Terminaison. — La *marche* de la paralysie post-pneumonique est essentiellement lente. Dans les cas bénins, l'amélioration se fait progressivement. Les membres récupèrent peu à peu leur motilité, les symptômes subjectifs (crampes, fourmillements, picotements, douleurs musculaires) disparaissent, l'engourdissement et l'amyosthénie se dissipent, et, au bout d'un temps variable, les troubles paralytiques, qui ont toujours été plus marqués aux membres inférieurs, rétrocèdent, et, dans la grande majorité des cas, la guérison est complète.

La *durée* de la paralysie post-pneumonique est vaviable. Les cas les plus courts ont été de douze jours à trois ou quatre semaines. Dans quelques observations la paralysie s'est prolongée pendant 2, 3, 7 mois et même un an (obs. V). Le malade de Joffroy et Achard présentait, au bout de trois ans, des troubles paralytiques du côté des membres; mais ce cas est exceptionnel : l'état paralytique des membres était incontestablement entretenu par la faiblesse générale, liée à une tuberculose pulmonaire coexistante.

Examinons maintenant les cas rares où la paralysie post-pneumonique s'est terminée par la mort.

Le premier cas fut constaté par Ollivier d'Angers. Un enfant de vingt-deux mois est affecté d'une pneumonie intense; au dixième jour de la maladie, des mouvements convulsifs apparaissent dans les muscles de la face, des yeux, des membres ; le lendemain, la paralysie se complète dans les bras et les jambes; la sensibilité persiste, mais le pouls faiblit, la chaleur se généralise, la respiration devient laborieuse et la mort survient en quelques heures, dans le coma. Dans le cas de Macario, un homme est pris, deux mois après le début de la pneumonie, d'une paralysie des quatre membres ; cet état continue à faire des progrès rapides et le malade succombe quelques jours après le début des accidents. L'observation de Landry est un exemple remarquable de paralysie post-pneumonique généralisée et mortelle. Il s'agit d'un homme qui, deux mois environ après la pneumonie, est pris d'une faiblesse des jambes et des bras ; les jours suivants, la paralysie se complète, elle gagne les muscles du tronc et ceux de la respiration (intercostaux et diaphragme); ces accidents s'aggravent, le malade se plaint d'une gêne de la respiration et de la déglutition ; le pouls faiblit, la dyspnée est extrême, la face pâlit, le malade s'affaisse et meurt huit jours après le début de la paralysie.

Le malade de Joffroy et Achard meurt longtemps

après le début des troubles paralytiques. A l'autopsie
on constate une myélite cavitaire. Le cas de Carré est
un bel exemple de myélite pneumococcique suivie de
mort. Enfin, le malade d'Oppenheim était un buveur ;
il mourut au bout de huit jours. Les altérations médullaires trouvées à l'autopsie s'expliquaient en partie par
l'alcoolisme antérieur.

CHAPITRE III

ANATOMIE PATHOLOGIQUE

C'est Ollivier d'Angers qui pratiqua la première autopsie cadavérique, que nous trouvons exposée avec détails dans son *Traité de la moelle épinière*.

Il a trouvé, entre la dure-mère et les vertèbres de la région lombaire, un épanchement de sang considérable. De plus, la dure-mère, à ce niveau, était fort épaisse et le tissu médullaire ramolli.

La partie supérieure de la moelle, le renflement cervical, le bulbe et la protubérance annulaire étaient très durs et résistants.

Dans le cas rapporté par Landry, l'examen de la moelle a été pratiqué par Bourguignon, Gubler, Landry et Ch. Robin : ils ont constaté l'intégrité complète de la substance blanche et de la substance grise de la moelle.

Joffroy et Achard ont noté l'existence d'une myélite occupant toute la région cervicale de la moelle et se présentant sous forme de plaques de sclérose; dans le reste la moelle, il y avait une sclérose descendante du faisceau pyramidal; mais les cornes antérieures de la moelle, les muscles et les nerfs périphériques étaient intacts.

Carré trouva, entre la dure-mère et le canal rachidien, deux amas de pus. La pie-mère était injectée, la moelle congestionnée, les cellules des cornes antérieures conservées, la gaine des vaisseaux enflammée et les méninges intactes.

Oppenheim note que la substance corticale du cerveau est un peu plus rouge, que les cornes antérieures de la moelle paraissent moins blanches, et c'est tout.

Westphal[1], cité par Marie[2], a trouvé, à l'autopsie d'un cas de sclérose en plaques, une dégénérescence grise de la moelle et du cerveau ; mais, comme le fait remarquer Marie, nous ne savons pas si la sclérose en plaques a été directement sous la dépendance de la pneumonie ou si elle existait antérieurement à celle-ci.

En somme, on voit que les résultats fournis par ce petit nombre d'autopsies sont très incomplets : de nouvelles autopsies sont nécessaires pour nous permettre d'avoir une notion exacte sur les altérations du système nerveux (central et périphérique) consécutives à l'infection pneumococcique.

[1] Westphal, Ueber eine Affection des Nerven Systems nach Pockein und Typhus *(Arch. f. Psych* , 1872, p. 402).

[2] P. Marie, Sclérose en plaques et maladies infectieuses *(Progrès méd.*, 1884, p. 365).

CHAPITRE IV

PATHOGÉNIE

Trois théories sont en présence pour expliquer les troubles paralytiques post-pneumoniques : la théorie vasculaire, la théorie nerveuse et la théorie infectieuse. Disons que les deux premières théories ont été émises surtout à propos de la *paraplégie* post-pneumonique.

Avant d'exposer ces théories pathogéniques, nous devons examiner les opinions de Gubler et Macario qui, comme nous l'avons dit, ont fait les premières recherches sur les paralysies pneumoniques tardives.

Gubler rattacha directement à la débilité de l'économie, ou asthénie, les paralysies consécutives aux maladies aiguës. La pauvreté du sang, la dénutrition, l'épuisement nerveux et l'adynamie étaient, pour lui, les causes principales qui reliaient les paralysies des convalescents aux phlegmasies thoraciques et, en particulier, à la pneumonie. « Les circonstances étiologiques, dit-il, dans lesquelles ces paralysies prennent naissance, les font assimiler à celles qui dépendent de la chlorose, de l'anémie, des épuisements nerveux et, indirectement, des causes nombreuses capables d'amener ces états morbides ; elles se rattachent directement à la débilité de l'économie et méritent par là l'épithète d'asthéniques [1]. »

Pour Macario ces paralysies tiennent à un défaut d'innervation on à une déperdition de fluide nerveux.

Landry, Bouchut, les font rentrer dans la classe des paralysies *sine materia :* ils soutiennent, comme Gubler, que la cause réelle de ces accidents est due à l'épuisement nerveux et à l'anémie.

I. Théorie vasculaire.

C'est la plus ancienne. Les auteurs qui la soutiennent font intervenir, pour expliquer les paralysies de la convalescence de la pneumonie, les altérations de la moelle.

Portal [2] dit : « J'ai trouvé les branches de l'artère spinale postérieure gonflées et pleines de sang, comme si elles eussent été fortement injectées, dans la portion du cylindre médullaire qui correspond aux vertèbres dorsales, chez un homme qui avait éprouvé, dans une péripneumonie, un engourdissement des extrémités inférieures très considérable avec diminution de la sensibilité. »

Joseph Frank s'exprime ainsi [3] :

« L'encéphale et le canal vertébral présentent souvent des congestions sanguines et quelquefois un

[1] Gubler, *loc. cit.*, t. XVIII, p. 364.
[2] Portal, *Cours d'anat. méd.*, t. III, p. 219.
[3] J. Franch. *Path. méd.* v. IV, p. 167.

épanchement de sérosité. » Il en explique ainsi le mécanisme : « Les poumons étant soumis à une forte inflammation et leur parenchyme rempli d'une lymphe facilement coagulable, le ventricule droit du cœur doit nécessairement éprouver une grande difficulté à pousser le sang dans les artères des poumons. Ce point accordé, il suit nécessairement que la veine cave ne peut se décharger qu'avec une peine extrême dans l'oreillette droite du cœur ; et comme la veine cave ascendante reçoit la veine azygos, et celle-ci presque toutes les veines intercostales, il faut absolument qu'il se fasse dans la colonne vertébrale une congestion sanguine ; de là vient que les parties de cette colonne qui reçoivent les nerfs, ou languissent ou sont frappées de paralysie. J'explique par un mécanisme analogue les congestions sanguines de l'encéphale qui accompagnent la pneumonie. »

Ainsi donc, pour Portal et Frank, la cause essentielle de la paralysie post-pneumonique est une lésion matérielle, organique de la moelle : c'est la congestion active ou inflammatoire. C'est par les anastomoses entre les vaisseaux du poumon et ceux de la moelle épinière que ces auteurs expliquent la propagation de l'inflammation.

Ollivier d'Angers revient sur les idées pathogéniques de Portal et de Frank et, comme eux, il explique la paralysie par la congestion active de la moelle.

Jaccoud[1] fait jouer un grand rôle à l'hydrorachis, à l'inflammation œdémateuse et à la congestion passive

---

[1] Jaccoud, *loc. cit.*, p. 411.

de la moelle, qui résulteraient de l'affaiblissement de la contractilité vasculaire. C'est ainsi qu'il explique la pathogénie des paraplégies se développant dans la convalescence des maladies aiguës et ne laissant après elles aucune trace appréciable.

Schneider[1] dans sa thèse, dit : « Il semble qu'il n'y a pas seulement, comme conséquence des maladies aiguës, de l'adynamisme, de l'apaisement, mais qu'il y a une véritable lésion anatomique, cause des troubles fonctionnels. » Pour lui, cette cause existe dans le tissu central (congestion active de la moelle) ou dans les parties périphériques (tissu musculaire).

Leyden[2] combat les opinions de Gubler, de Hammond et des auteurs qui expliquent les paralysies pneumoniques par l'anémie. Il rapporte ces cas à des lésions anatomiques inflammatoires.

A côté des auteurs qui voient, comme cause des paralysies tardives, une lésion organique de la moelle, il en est d'autres qui, se basant sur l'absence de lésions constatée dans la plupart des cas de paralysies de la convalescence des maladies aiguës, font intervenir, pour les expliquer, la théorie nerveuse ou réflexe.

[1] Schneider, *loc. cit.*, p. 16.
[2] Leyden, *loc. cit*, p. 372.

II. **Théorie nerveuse.**

Pour Stanley[1] et Brown-Sequard[2], la paralysie est due à un spasme réel et prolongé des vaisseaux de la moelle, qui résulte de l'irritation périphérique partie de l'organe malade (poumon, plèvre, etc.) et transmise, par l'intermédiaire des nerfs venant de cet organe, à la portion de la moelle dont ces nerfs tirent leur origine.

Weir Mitchell[3] rejette l'idée d'un spasme prolongé et admet, comme cause prochaine des accidents paralytiques, soit l'épuisement provenant d'un abus fonctionnel des parties atteintes, soit la dilatation vasculaire de la moelle consécutive à l'irritation périphérique.

M. Jaccoud[4], à son tour, repousse la théorie de la paraplégie par contracture vasculaire réflexe. Lorsque cette forme de paralysie est réellement fonctionnelle, il l'explique par l'épuisement : l'irritation anormale provenant de l'organe enflammé est transmise à la moelle par les nerfs sensitifs de cet organe ; cette irritation épuisera l'excitabilité propre de la région correspon-

---

[1] Stanley, On irritation of the spinal cord and its nerves in connexion with disease of the Kidneys (*Med. chir. Transact.*, v. XVIII, 1833, p. 260).

[2] Brown-Séquard, *Principales formes de paralysie des membres infér.*, Paris, 1865, p. 100.

[3] Weir Mittchell, Paralysis from peripheral irritation, with reports of cases (*New-Jork medical journal*, febr. 1866, p. 323).

[4] Jaccoud, *loc. cit.*, p. 358.

dante de la moelle et déterminera ainsi une paralysie.

Vulpian[1] attribue à l'anémie de la moelle, résultant de l'oblitération de ses vaisseaux par les spores de lycopode, la paralysie immédiate observée chez les animaux en expérience.

« Puisque l'anémie, dit-il, produite par ce procédé a de tels effets, on peut supposer qu'elle doit avoir des conséquences du même genre lorsqu'elle est due à un resserrement de la tunique musculaire des petits vaisseaux de la moelle épinière. »

Pour Hammond[2], la paralysie est due à l'anémie, produite dans certains cas par un spasme vaso-moteur, dans d'autres, par l'épuisement.

En somme, toutes ces théories (de l'anémie, de la congestion active, passive, réflexe) ne sont que des hypothèses, et aucune ne nous donne d'une façon positive l'explication pathogénique réelle des troubles paralytiques post-pneumoniques.

Examinons maintenant la théorie infectieuse.

III. **Théorie infectieuse.**

C'est la plus récente. Elle fait jouer un rôle essentiel au processus infectieux dans la détermination des troubles paralytiques. Elle est basée sur l'expérimentation.

---

[1] Vulpian, *Leçons sur l'app. vaso-moteur*, 1875, t. II., p. 56.
[2] W. Hammond. *Trait$ des mal. du syst. nerveux*, 1879, p. 459.

C'est le pneumocoque, l'agent spécifique de la pneumonie, qui est incriminé dans la production des troubles
paralytiques.

Nous savons que le pneumocoque est capable de
produire des paralysies. Ce fait capital a été déjà constaté par Pasteur[1], par Foä, Ufferduzzi, Netter, et
récemment par Ballet[2] et Lebon.

Ces derniers auteurs sont arrivés à produire des
paralysies chez le cobaye et le lapin, soit par l'inoculation sous-cutanée de pneumocoques, soit en faisant
des injections intra-veineuses de culture de pneumocoque virulent. A l'autopsie de ces animaux, ils ont
constaté des altérations médullaires consistant surtout
en une hyperémie marquée de la substance grise des
cornes antérieures de la moelle, sans altération appréciable des cellules nerveuses.

Ainsi donc, comme l'expérimentation le prouve,
l'injection de pneumocoque et de sa culture virulente
peuvent être suivies de phénomènes paralytiques.

De plus, par l'analogie avec les paralysies consécutives aux autres maladies aiguës et après les expériences
de M. Charrin *(bacille pyocyanique)*[3], de Roux et
Yersin *(poison diphtérique)*[4], de Gilbert et Lion *(tuberculose humaine)*[5], de Grancher, Henri Martin et

---

[1] Pasteur, Note sur une maladie nouvelle déterminée par la
salive d'un enfant mort de la rage. (*Bul. de l'Acad. de méd.*,
25 janvier 1881.)

[2] Ballet, *Congrès de méd. de Bordeaux*, 1885, p 339.

[3] Charrin, *Société de Biologie*, 1887-88.

[4] Roux et Yersin, *Annales de l'Inst. Pasteur*, 1888-89.

[5] Gilbert et Lion, Des paralysies infect. exp. (*Gaz. hebd*, 1891.)

Ledoux-Lebard *(tuberculose aviaire)*[1], de Maniferdi et Traversa[2], de Widal et Besançon *(streptocoque)*[3], de Thoinot et Masselin *(staphylocoque pyogène doré)*[4], de Vincent *(bacille typhique)*[5], etc., qui nous démontrent que les microbes ou leurs poisons interviennent directement dans la genèse des troubles paralytiques observés chez les animaux en expérience, nous pouvons admettre, a *priori*, que les paralysies post-pneumoniques résultent de l'action sur le système nerveux central et périphérique des poisons produits par le microbe de la pneumonie[6].

Cette hypothèse est d'autant plus admissible aujourd'hui, que nous considérons la pneumonie, après les travaux de Pasteur, Fraenkel, Friedlaender, Talamon, Netter, comme fonction de la pneumococcie, s'accompagnant des mêmes localisations anatomiques (séreuses, foie, rate, reins, tube digestif) que les maladies infectieuses.

Mais, à côté de l'infection pneumococcique, qui est le facteur puissant dans la production des troubles paralytiques, nous devons tenir compte de la préparation du terrain par la prédisposition névropathique acquise ou héréditaire (Grasset, Landouzy).

[1] Grancher, H Martin, Ledoux-Lebard (*Soc. Biologie*, 1891).

[2] Maniferdi et Traversa, *Giorn. int. della Scienza mediche.* 1888.

[3] Widal et Besançon, *Annales de l'Inst. Pasteur*, fév. 1895.

[4] Thoinot et Masselin, *Revue de méd.*, juin 1894.

[5] Vincent, *Arch. expérim. de méd.*, 1893.

[6] Roger et Gaumé, Toxicité des urines dans la pneumonie (*Rev. méd.*, 1889).

Quant au mécanisme par lequel se font les déterminations locales de l'agent pathogène, nous devons
avouer que nos connaissances actuelles ne nous permettent pas de pouvoir résoudre positivement cette
question.

Nous pouvons néanmoins invoquer l'explication de
Marie [1], Kahler et Pick, Landouzy, que la substance
irritante (microbe et ses toxines), entraînée par le torrent circulatoire, se greffe sur les vaisseaux des nerfs
périphériques ou sur ceux des centres nerveux en y
produisant des troubles circulatoires localisés qui, en
dernière analyse, aboutissent à une névrite périphérique, à des altérations cellulaires spinales ou à des
plaques de sclérose passagères.

Ajoutons, enfin, que l'hypothèse d'une localisation
purement périphérique de l'agent pathogène, se traduisant par des signes cliniques qui rappellent ceux de la
polynévrite, ne doit pas exclure celle d'une altération
des cellules centrales, parce que, d'une part, le même
agent pathogène peut déterminer simultanément des
lésions centrales et périphériques, et que, d'autre part,
les lésions des nerfs périphériques, produites par l'expérimentation ou par un processus toxique ou toxi-infectieux, sont rapidement suivies d'altérations dégénératives des cellules d'origine de ces nerfs, que les
nouvelles méthodes de recherches nous démontrent
d'une façon incontestable.

Ces faits sont en harmonie avec la doctrine du neurone introduite en histologie, et avec cette loi physiolo-

---

[1] P. Marie, *loc. cit.*, p. 365.

gique énoncée pour la première fois par Nissl, *que tout neurone s'altère secondairement dans sa partie centrale (cellule), quand son expansion cylindraxile (tube nerveux périphérique) est lésée*[1].

[1] Gilbert Ballet, les polynévrites, *(Progrès méd.*, 1896, n° 26). Marinesco, les polynévrites dans leurs rapports avec la théorie des neurones *(Soc. de Biol.*, 30 nov. 1895).

CHAPITRE V

DIAGNOSTIC

Le diagnostic de la paralysie post-pneumonique est généralement facile. L'élément principal du diagnostic est l'anamnèse : en interrogeant le malade, on déterminera qu'il a eu une pneumonie, que cette pneumonie a été grave et que les troubles paralytiques sont apparus plusieurs jours ou semaines après. Les autres éléments du diagnostic doivent être cherchés dans la marche, l'évolution et l'ensemble des signes cliniques présentés par le malade : une gêne pour marcher, une faiblesse musculaire accompagnée de fourmillements, de picotements, ou d'une sensation d'engourdissement dans les jambes, dans les bras ; une atrophie musculaire partielle ou généralisée, chez un individu qui vient d'avoir une pneumonie et dont l'état général reste d'ailleurs bon, sont des signes suffisants pour diagnostiquer une paralysie post-pneumonique bénigne.

En cas d'altérations médullaires intenses, en présence d'une myélite pneumococcique grave, la marche de la maladie est plus rapide et progressive, l'anesthésie est plus fréquente et plus profonde, les sphincters sont paralysés, les troubles trophiques existent et les douleurs en ceinture font rarement défaut.

Les cas de sclérose en plaques post-pneumonique seront diagnostiqués par les signes cliniques propres à cette maladie : le début lent et progressif, la raideur des membres, la démarche cérébello-spasmodique, le tremblement intentionnel, les troubles oculaires (nystagmus, myosis), l'embarras de la parole, la longue durée, etc., tels sont les caractères ordinaires qui permettront de distinguer cette forme de paralysie pneumonique tardive.

La paralysie polynévritique sera reconnue à ses caractères habituels ; elle correspond à la distribution des nerfs qui sont sensibles et douloureux à la pression ; elle s'accompagne de troubles sensitifs, glandulaires et trophiques ; l'amyotrophie est tardive et les muscles ne sont jamais frappés en masse, comme dans les myélites aiguës ; la diffusion de l'atrophie est son caractère dominant ; les sphincters sont généralement intacts ; dans les cas graves, on retrouve tous les phénomènes de la réaction de dégénérescence : diminution, puis abolition de l'excitabilité électrique (galvanique et faradique) des nerfs ; perte de l'excitabilité faradique des muscles ; augmentation quantitative et altération qualitative de l'excitabilité galvanique des muscles ; augmentation de leur excitabilité mécanique.

« Mais puisque la réaction de dégénérescence paraît se produire semblable, que la lésion s'attaque à la cellule nerveuse dans la moelle ou au cordon nerveux lui-même, peut-être y aurait-il lieu, dit Landouzy [1], de

[1] Landouzy, *loc. cit.*, p. 338.

ne point attacher autant d'importance à ce diagnostic différentiel. »

« Dans les cas où les muscles de la face ou des yeux participent à la paralysie, on peut conclure, dit Mme Déjerine-Klumpke[1], à l'existence d'une névrite périphérique et multiple, car dans la myélite aiguë la mort arrive avant que la lésion n'attaque le noyau du facial. »

Un diagnostic différentiel et parfois difficile est à faire entre les troubles paralytiques post-pneumoniques et les manifestations du même ordre, mais d'origine hystérique, chez un individu en convalescence d'une pneumonie. On reconnaîtra les troubles moteurs hystériques (monoplégie, paraplégie) aux caractères suivants : ils sont presque toujours accompagnés de troubles de la sensibilité (hémianesthésie, anesthésie en manchette circulaire) et de contractures ; ils sont liés aux manifestations convulsives ou non convulsives de la névrose : hyperesthésie ovarienne, boule hystérique, tympanisme abdominal, anorexie, troubles oculaires, zones hystérogènes, etc.

Il ne faut pas confondre la paraplégie ou la monoplégie post-pneumoniques avec les paralysies analogues des tabétiques : les douleurs fulgurantes, lancinantes et térébrantes des membres ; les douleurs viscérales, les crises urétrales et rectales, les vertiges et les attaques épileptiformes, l'absence du réflexe rotulien (Westphal) ; le signe d'Argyll-Robertson,

---

[1] Mme Déjerine-Klumpke, *Polynévrites en général ; paralysie et atr. saturn. en particulier* (th. de Paris, 1889, p. 50).

l'incoordination des mouvements, le signe de Romberg, etc., tous ces symptômes qu'on rencontre dans l'ataxie de Duchenne, font défaut dans la paralysie pneumonique tardive.

La paralysie cérébrale (hémiplégie, monoplégie) se traduit, à la face, par une déviation de la commissure des lèvres du côté sain, et de la langue du côté malade; les muscles symétriques (thorax, abdomen, yeux) échappent à la paralysie.

Enfin, il importe de ne pas prendre pour une véritable paralysie l'impotence liée à la débilité de l'organisme et consécutive à une pneumonie.

CHAPITRE VI

PRONOSTIC. — TRAITEMENT.

Le *pronostic* varie suivant plusieurs éléments : la nature de la pneumonie, la forme de la paralysie, le siège et l'étendue des lésions, etc.

La forme la plus grave de la paralysie post-pneumonique est celle qui, débutant par les extrémités inférieures, augmente rapidement d'intensité, envahit les muscles des cuisses, de l'abdomen, du thorax, des membres supérieurs, du cou, de la face, du larynx, du pharynx et de la langue, et les malades succombent alors par asphyxie. C'est la paralysie ascendante aiguë, dont l'observation VIII de Landry nous présente un bel exemple. Elle est exceptionnelle à la suite de la pneumonie.

Il est rare aussi de voir des myélites pneumococciques aiguës à terminaison mortelle, d'où le petit nombre d'autopsies que nous avons pu réunir.

Toutes les autres paralysies de la convalescence de la pneumonie, qui, par leur évolution et l'ensemble de leurs caractères cliniques, se rapprochent beaucoup de la polynévrite périphérique, sont, comme cette dernière affection, d'un pronostic bénin, parce qu'on finit par obtenir la guérison complète.

Traitement. — Il faut d'abord modifier l'état général combattre l'anémie, relever les forces du malade. Pour réaliser ces indications, on aura recours à la médication tonique : le fer, le quinquina, le glycérophosphate, le biphosphate, l'arsenic, les toniques hygiéniques, le régime alimentaire, etc.

L'ergot de seigle, la strychnine, sous forme de teinture de noix vomique (V à X gouttes) ou de sirop de sulfate de strychnine du Codex (10 à 40 grammes), sont indiqués.

Plus tard on aura recours à l'électricité, sous forme de courants faradiques ou galvaniques. Ceux-ci seront surtout utiles dans les paralysies graves, où les muscles ne répondent plus aux excitations faradiques. Les douches, le massage quotidien, les bains sulfureux seront aussi très utiles à cette période.

Aux myélites pneumococciques graves, on opposera le traitement classique des myélites infectieuses : révulsion le long de la colonne vertébrale (ventouses, pointes de feu, vésicatoires, cautères) ; l'électricité (courants galvaniques de 5 à 10 milliampères) ; à l'intérieur : calomel, ergot de seigle.

Contre les cas très graves, à marche rapide et envahissante, on pourra, tout en faisant de la révulsion le long de la colonne vertébrale, instituer le grand traitement mixte (injections hypodermiques de mercure et iodure que l'on porte rapidement à la dose de 6 à 8 grammes par jour), malgré l'absence de toute preuve de syphilis[1].

---

[1] J. Grasset, *Congrès de Bordeaux*, 1895, p. 33, et *Nouveau Montpellier méd.*, 1894, t. III.

Si les troubles paralytiques sont persistants, on pourra associer, aux moyens déjà indiqués, l'usage de l'ïodure de potassium à petite dose et d'une façon prolongée.

Les eaux minérales ferrugineuses (Lamalou), chlorurées sodiques (Balaruc) ou sulfureuses (Luchon) accéléreront le retour à la santé.

CHAPITRE VII

OBSERVATIONS

OBSERVATION I

Pneumonie grave. — Paralysie des membres inférieurs.— Mort.
(Ollivier d'Angers, *Traité de la moelle épinière et de· ses
maladies*, 1827, p. 461) (résumée).

Il s'agit d'un enfant de vingt-deux mois atteint d'abord de
coliques et de diarrhée accompagnée de convulsions des membres inférieurs, suivies de paralysies du mouvement avec conservation de la sensibilité. Guérison et rechute avec retour des
mêmes accidents. Disparition de ces nouveaux symptômes par
l'effet des douches d'eau salée.

Trois mois après la guérison, le 25 mai 1824, le jeune M...,
est affecté d'une pneumonie intense, qui fut combattue énergi-
quement dans le principe, mais dans la nuit du 28 au 29 mai, il
survient des convulsions des membres thoraciques et pelviens
avec raideur du tronc, trismus et contorsions de ·la bouche
Les parents administrèrent des lavements de sanguénite *(arte-
misia marilima);* les convulsions cessèrent et l'on se persuada
qu'elles étaient dues à la présence de vers dans le canal intesti-
nal : aussi retira-t-on le vermifuge. Cependant la pneumonie
faisait toujours des progrès; les membres abdominaux étaient
entièrement paralysés du mouvement, mais très sensibles et douloureux, car un faible pincement, ou un simple déplacement en

les soulevant, provoquait les cris de l'enfant qui rapportait tout son mal à ses jambes.

3o mai. — Continuation des accidents de la pneumonie, qui accroissent d'intensité ; l'enfant se plaint en outre d'une douleur de tête, qu'il indique en portant la main au front quand on lui demande où il souffre ; il s'agite beaucoup, mais les jambes restent immobiles, la peau brûlante, le pouls très plein et accéléré.

Dans la nuit du 3i mai au 1er juin, des convulsions semblables aux premières se manifestent de nouveau. On remarqua des mouvements convulsifs des membres supérieurs et inférieurs, des lèvres, des ailes du nez, des paupières et du globe de l'œil. Pendant les convulsions, si on saisissait les jambes, ou si on les touchait avec un corps froid ou capable de faire une impression subite, elles se retiraient par un mouvement brusque. Ces convulsions durèrent deux heures, sans que l'enfant perdît connaissance pendant ce temps. Après ces mouvements spasmodiques, les jambes restaient immobiles et ne conservaient qu'une sensibilité ordinaire.

3 et 4 juin. — Se passent sans apporter aucune amélioration. La fièvre est toujours très forte, l'enfant est très altéré et refuse les aliments.

Dans la nuit du 4 au 5 les convulsions reparaissent, et, à 5 heures du matin, il présentait les symptômes suivants : face pâle, grippée ; yeux ouverts et fixes, pupilles très dilatées ; mouvements convulsifs des différents muscles de la face et des yeux ; trismus, raideur du tronc ; mouvements précipités de flexion et d'extension des jambes et des bras ; excrétion involontaire de l'urine ; ventre souple ; pouls petit, irrégulier, filiforme, perte de connaissance depuis une heure seulement (six sangsues à l'angle de chaque mâchoire, courant d'eau froide dirigé sur la tête et le long du rachis, lavement d'eau froide avec deux gros d'éther).

Les mouvements convulsifs de la face cessent tout à coup ; la connaissance revient : l'enfant appelle sa mère, il boit quelques cuillerées d'eau sucrée. Néanmoins les mouvements convulsifs du bras et des jambes existent toujours, ils durent encore une heure, puis enfin se ralentissent, sans cesser tout à fait. Au bout de deux heures, le calme est entièrement revenu ; mais en se plaignant de la tête, il porte la main droite au front, tandis que le bras gauche et les deux membres inférieurs restent immobliles. Les accidents se renouvellent deux heures après avec moins d'intensité. La nuit fut calme.

Le lendemain 6, même état que la veille ; secousses brusques et passagères dans le bras et dans les jambes ; paralysie complète des mouvements de ces dernières ; mouvements très bornés du bras gauche, plus étendus dans le bras droit ; persistance de la sensibilité dans tous les membres, annoncée par les plaintes du malade quand on le pince légèrement ; même faiblesse du pouls.

Dans la soirée, sueur et chaleur générales, respiration laborieuse : l'enfant tombe dans un état comateux profond et meurt à 4 heures, sans qu'ils se présente aucun phénomène particulier.

Autopsie cadavérique dix heures après la mort.

Extérieur du corps : pâleur générale, demi-marasme ; sugillations du dos et au cou ; raideur très prononcée des membres et du cou.

Appareil cérébro-spinal : épanchement de sang très abondant entre la dure-mère et les vertèbres et surtout dans la région lombaire. Au niveau des deux premières vertèbres lombaires et de la première dorsale, la dure-mère paraît fort épaisse et d'une dureté remarquable, sa couleur était d'un rouge foncé dans tous les points où elle était en contact avec le sang épanché, ce qui résultait d'une inhibition postérieure à la mort. Quant à l'épaississement dont nous venons de parler, il occupait toute la circonférence de la gaine méningienne dans le point indiqué.

A l'intérieur, les enveloppes membraneuses de la moelle épinière n'offrent rien à noter. Le tissu médullaire du renflement lombaire est ramolli, semi-fluide, jaunâtre, mêlé de stries de sang, mais il ne répand aucune odeur : après avoir dirigé pendant dix minutes un filet d'eau sur cette partie de la moelle, il ne resta plus qu'un lacis de vaisseaux gorgés de sang.

Au niveau de la huitième paire dorsale, la substance nerveuse présentait une fermeté qui contrastait singulièrement avec le ramollissement inférieur qui intéressait également la partie antérieure et la partie postérieure de la moelle. La densité de son tissu allait en augmentant de plus en plus, à mesure qu'on se rapprochait davantage du renflement cervical, de sorte que là il criait sous le tranchant du scalpel en offrant une coupe nette et polie; la substance grise était, au contraire, molle et rougeâtre.

Le bulbe céphalique et la protubérance annulaire étaient également durs et résistants, de même que les pédoncules cérébraux et les tubercules quadrijumeaux. Le reste de l'encéphale n'offrait rien de remarquable; sa consistance n'était pas augmentée, non plus que celle du cervelet; on n'y remarquait ni injection sanguine, ni infiltration séreuse; une très petite quantité de liquide existait dans les ventricules; les méninges cérébrales étaient saines.

Thorax. — Poumon droit hépatisé dans sa partie supérieure et latérale, bronches contenant des mucosités épaisses et filantes,

OBSERVATION II

Un cas de paralysie pneumonique.
Macario, *Bull. gén. Thérap.*, 1850, p. 543, t. XXXIX.

J... M., journalier, âgé de quarante-neuf ans, tempérament nerveux, constitution faible, mal logé et mal nourri, s'enrhuma au commencement de février 1850 et, quelques jours après, ressentit un violent point de côté sous le sein droit. Je fus appelé à lui donner mes soins le 10 février, deux jours après l'apparition du point de côté. Je constate la présence de râle crépitant à la partie inférieure et postérieure du poumon droit, avec légère matité; les crachats sont muqueux et sanguinolents, la langue est jaune, la soif vive, l'haleine d'une odeur particulière caractéristique, que j'ai remarquée mainte et mainte fois dans les fluxions de poitrine et que je signale en passant aux praticiens. La fièvre est intense. Je lui pratique à l'instant une forte saignée et lui administre l'émétique d'après la méthode de Rasori.

Le lendemain, le point de côté avait beaucoup diminué et l'haleine caractéristique dont j'ai parlé disparu. Il y avait encore quelques crachats sanguinolents, le râle crépitant persistait. (Nouvelle saignée de 5oo grammes environ, continuation de la potion contre-stimulante.)

12 février. — Je constate une grande amélioration; les crachats sont devenus muqueux, je ne perçois plus de râle crépitant.

15 février. — On vient m'avertir que le malade a éprouvé une recrudescence :/ en effet, ses pommettes sont rouges, la voix est rauque, la respiration est précipitée, la langue a de la tendance à se dessécher, l'auscultation fait entendre du râle sibilant à la partie postérieure de deux poumons, surtout dans le droit, où l'on perçoit aussi quelques bulles de râle sous-crépitant et humide. Le malade a beaucoup sué dans la nuit, le pouls bat quatre-vingt-seize fois par minute. (Large vésicatoire sur l'omoplate droite, continuation de la potion avec oxyde blanc d'antimoine.)

18 février. — Je revois le malade ; il accuse une grande prostration. Sa voix est lente et très faible, la toux persiste. Il y a toujours du râle sous-crépitant à la partie postérieure du poumon droit. Le pouls est à 8o pulsations par minute. Dans le but de relever les forces abattues, je prescris un bouillon et fais continuer la potion avec l'oxyde blanc d'antimoine.

19 février. — La voix est de plus en plus faible et cassée, la langue est rouge sur les bords et blanche au milieu; elle tend à se dessécher; le râle sous-crépitant a gagné du terrain, les crachats sont jaunes, épais, le pouls est à 72 pulsations par minute. (Même prescription que la veille.)

23 février. — Le malade est très bien ; il est en pleine convalescence et commence à prendre quelques aliments.

3o février. — Il n'y a plus la moindre trace de l'affection de poitrine, mais le vésicatoire au dos suppure toujours avec abondance ; la plaie est recouverte d'une exsudation blanche et le malade accuse en même temps une lassitude dans les jambes et des fourmillements sous la plante des pieds et dans la paume des mains qui l'incommodent beaucoup et, de loin, il voit les objets doubles.

8 mars. — La plaie du vésicatoire ne se guérit toujours pas, au contraire, elle s'étend davantage. La faiblesse des jambes augmente aussi, et les fourmillements ont envahi progressivement les membres inférieurs jusqu'aux aines, et les membres supérieurs jusqu'aux épaules.

26 mars. — La plaie du vésicatoire va un peu mieux, mais elle est loin d'être guérie. Un mois après, le 26 avril, elle suppurait encore, malgré tous les moyens que j'ai employés pour l'amener à cicatrisation.

La faiblesse des membres allait toujours en augmentant de bas en haut, et aujourd'hui ils sont lourds, pesants, et fléchissent sous le poids du corps ; le malade dit qu'il lui semble avoir des jambes de coton ; il marche avec peine pendant trois semaines en s'appuyant sur un bâton ; les fourmillements ont gagné la totalité des membres, et l'affaiblissement musculaire faisant toujours des progrès de bas en haut, le malade est obligé de se servir de béquilles pour se transporter d'un lieu à un autre, et enfin, au bout de quelques jours, il ne peut plus marcher du tout et force lui est de s'aliter. Impossible de remuer les membres inférieurs, et si après les avoir soulevés on les abandonne, ils tombent comme des corps morts : ils sont complètement paralysés. Les bras, quoique très faibles, au point de ne pouvoir s'en servir pour manger. obéissent toujours, mais d'une manière vague et incertaine, à la volonté.

La sensibilité est parfaitement conservée et les membres paralysés n'ont jamais été le siège d'aucun sentiment de froid. (Régime tonique.)

Il resta dans cet état d'amyosthénie complète pendant un mois environ ; puis une nuit, vers la fin du mois de mai, il éprouva une sensation de froid dans les jambes au point de ne pouvoir les réchauffer, et le matin il commença à remuer un tant soit peu les pieds. L'amélioration alla toujours en augmentant, au point qu'au bout d'une quinzaine de jours il put se lever tout seul et marcher, et il ne tarda pas, enfin, à recouvrer l'usage complet de ses membres, mais les fourmillements ont persisté jusqu'à la fin de juin, c'est-à-dire un mois environ après la guérison de la paralysie.

Ce malade n'a jamais éprouvé ni céphalalgie, ni douleurs d'aucune sorte le long du rachis.

OBSERVATION III

Un cas de paralysie post-pneumonique suivie de mort.
Macario, *Bull. g. thérap.*, 1850, t. XXXIX, p. 545.

Un tisserand nommé B..., âgé de trente-cinq ans, d'un tempérament lymphatico-sanguin, d'une santé délicate, quoique fort et robuste en apparence, fut, le 24 mai 1850, à la pointe du jour, pris d'un long frisson, et, cinq à six heures après, d'un violent point de côté sous le sein gauche.

Je fus appelé le 25 mai. Le malade n'accuse qu'une légère céphalalgie ; la nuit qui vient de s'écouler a été très agitée ; la langue est couverte d'un enduit jaune ; la soif est vive ; il a vomi ce matin une petite quantité de bile. La région épigastrique est embarrassée. La toux est assez fréquente, les crachats sanguinolents ; rien de bien tranché à l'auscultation. Pouls 100. (Saignée du bras, potion gommeuse avec 40 centigrammes de tartre stibié à prendre par cuillerées ; douze sangsues *loco dolenti* pour le lendemain matin.)

26 mai. — Aucune amélioration malgré le traitement énergique ; la respiration est saccadée (48 respirations par minute), le point de côté et la toux persistent au même degré ; la nuit a

encore été très agitée, les crachats sont visqueux et ne contiennent plus de sang. La percussion donne un son mat à la partie postérieure et moyenne du poumon gauche, et on y perçoit dans une assez grande étendue de ronchus grave et un bruit de frottement très prononcé. (Seconde saignée, continuation de la potion contre-stimulante. Douze sangsues pour le lendemain matin.)

. 29 mai. — Les sangsues prescrites pour le 27 n'ont pas été appliquées et le malade est très mal aujourd'hui. Le point de côté est très peu amendé, la respiration est toujours très oppressée ; elle est à 48 par minute ; les crachats sont redevenus sanglants ; matité à la partie postérieure et inférieure du poumon gauche, où l'on perçoit du râle crépitant fin et sec. Le pouls est à 138 pulsations par minute et ses battements sont comme dédoublés. (Troisième saignée, potion avec 4 grammes d'oxyde blanc d'antimoine, à prendre par cuillerées.)

30 mai. — Le sang d'hier est couenneux. En outre du râle crépitant fin et sec perçu hier, je constate de la matité, un bruit de souffle très prononcé et de l'égophonie à la moitié supérieure et postérieure du poumon droit ; 44 respirations par minute, narines sèches et pulvérulentes ; pouls à 116 pulsations par minute, ses battements sont toujours dédoublés. (Quatrième petite saignée, potion avec l'oxyde blanc d'antimoine.)

31 mai. — Même état qu'hier à peu près. Seulement j'entends quelques bulles de râle crépitant à la périphérie et du bruit de souffle au poumon droit. (Application d'un large vésicatoire au dos, à droite ; continuation de la potion avec l'oxyde blanc d'antimoine.)

1er juin. — Le vésicatoire a bien pris. Le râle crépitant est moins sec et moins fin au poumon gauche ; on perçoit également ce râle à la base de l'autre poumon, au dos. Le bruit de souffle et l'égophonie existent aussi à la partie supérieure et postérieure du poumon gauche, ils sont même plus prononcés que de l'autre côté. Le point de côté a disparu, les crachats sont plus sanglants, ils sont jaunes, épais, la langue est humide, la soif vive ; il y a constipation, assoupissement continuel, délire ; le pouls est faible, intermittent, à 112, ses battements sont moins dédoublés. (Potion kermétisée, tisane de chiendent fortement nitrée.)

3 juin. — Le malade va un peu mieux malgré l'erreur de régime qu'il a commise. Le souffle persiste dans la moitié supérieure et postérieure des deux poumons : ce souffle a un timbre particulier, il est comme métallique, c'est comme si on soufflait dans un tube de verre ; à la base des poumons, on perçoit toujours du râle crépitant humide ; celui-ci est plus étendu à droite ; il en est de même à l'égard du bruit de souffle et de la matité. Les crachats sont blancs et muqueux. La respiration est plus calme et plus régulière ; elle est tombée à 32 par minute. La langue est hum'de et assez belle, la soif vive, il y a constipation, les urines sont acides, troubles et sédimenteuses ; le pouls est à 100. (Continuation de la potion kermétisée et de la tisane de chiendent fortement nitrée ; large vésicatoire au dos, à gauche.)

4 juin. — Râle crépitant de retour à la partie supérieure et postérieure du poumon droit et dans le gauche ; le murmure respiratoire commence à bien se dessiner. Le pouls a 90 pulsations.

6 juin. — La respiration est normale à la partie supérieure et postérieure des deux poumons ; mais à la partie inférieure, on entend toujours du râle sous-crépitant humide. La langue est très belle ; le pouls est à 100 pulsations (continuation de la potion kermétisée).

10 juin. — Le malade est parfaitement guéri ; il commence à manger avec appétit et à se promener dans le village. Mais la plaie du vésicatoire suppure toujours avec abondance.

29 juin. — Le vésicatoire ne se tarit pas. Depuis cinq à six jours le malade est pris, de deux jours l'un, vers 3 heures du matin, d'une douleur aiguë à la région épigastrique, douleur qui s'irradie à l'épaule et au bras droit, et qui ne tarde pas à disparaître spontanément.

22 juillet. — Le vésicatoire n'a cessé de suppurer que depuis quelques jours. Le malade se plaint maintenant d'un mal de gorge, et depuis huit à dix jours il éprouve de la douleur et une grande faiblesse dans les jambes et dans les bras ; les mains

restent fléchies sur l'avant-bras; les mouvements de ces membres sont vagues et incertains, et, malgré tous ses efforts, le malade ne peut les soulever jusqu'à la hauteur de sa tête; depuis deux ou trois jours, il lui est impossible de se mouvoir. Lorsqu'on soulève ses jambes et qu'on les abandonne, elles tombent comme des corps inertes. Il y a évidemment ici paralysie des quatre membres, mais elle est plus prononcée dans les membres pelviens. La sensibilité y est conservée. Du reste, l'appétit est assez bon; mais la constipation. est opiniâtre. La tête et la moelle épinière ne sônt le siège d'aucune douleur. Les facultés intellectuelles sont intactes. (Régime tonique; eau ferrée, lavements salés.)

L'amyosthénie continua, malgré toût, de faire de rapides progrès, et le malade succomba le 24 au soir. — L'autopsie n'a pas été faite.

OBSERVATION IV

Hémiplégie pneumonique incomplète. Macario. Mémoire sur les paralysies dynam. ou nerveuses. (*Gaz. méd. de Paris* 1858, p. 85.)

Le 24 janvier 1851, je fus appelé par le nommé A... Ce malade est âgé de vingt ans, il est d'une faible constitution, mais a une bonne santé habituelle.Il tomba malade après avoir eu chaud, puis froid, il y a de cela quatre jours révolus.

Voici quel est son état actuel : céphalée frontale, sommeil entrecoupé et troublé par des rêves. Tout le côté droit du corps est engourdi; langue jaune; bouche pâteuse; haleine aigre; soif vive; ventre indolent; deux selles liquides hier; urines troubles et sédìmenteuses

Par l'auscultation, on perçoit du râle crépitant fin et sec à la partie inférieure et latérale du thorax, à droite ; point de côté sous le sein du même côté ; crachats sanguinolents, etc.

Deux saignées et l'émétique jugèrent la pneumonie, mais le

côté droit du corps resta longtemps engourdi et, le 1ᵉʳ mars, c'est-à-dire deux mois après la disparition de la phlegmasie du poumon, ce malade vint me voir. Sa jambe droite est toujours plus faible que l'autre, et est le siège de fourmillements continuels, depuis l'aine jusque sous la plante du pied ; lorsqu'il marche, il traîne cette jambe.

Je lui conseillai des frictions sur le membre affaibli avec l'eau sédative de Raspail et, à la longue, il finit par guérir complètement.

OBSERVATION V

Paralysie post-pneumonique de l'avant-bras droit. — Macario, *Gaz. méd. de Paris*, 1858, p. 86.

Le 6 mai 1852, je fus mandé auprès de la veuve M.. âgée de soixante-six ans, d'un tempérament nerveux et d'une constitution sèche, atteinte depuis quatre jours d'une pneumonie grave à droite. Trois saignées du bras, trois applications de sangsues sur le côté douloureux, l'émétique à haute dose et un large vésicatoire au dos triomphèrent de la phlegmasie pulmonaire, seulement celle-ci fut suivie d'un catarrhe intense, d'une véritable bronchorrhée qui persista longtemps ; et dès que la malade commença à aller mieux, c'est-à-dire le trente-deuxième jour de sa maladie, elle éprouva de la douleur et de l'engourdissement dans l'avant-bras droit.

L'engourdissement a commencé au coude et est descendu petit à petit jusqu'aux doigts.

Ce membre est en même temps le siège d'un sentiment de froid très prononcé, surtout le long de la face interne du cubitus, et de fourmillements très incommodes depuis la paume des mains et des doigts jusqu'au coude.

La malade ne peut se servir de sa main ; celle-ci est difforme, les doigts sont à demi fléchis et ne peuvent être redressés. Ce sont donc les muscles extenseurs qui sont surtout ici paralysés ;

les fléchisseurs sont aussi affaiblis, car il est impossible à la malade de fléchir complètement les doigts.

La sensibilité y est également fort émoussée.

Cet état de paralysie se dissipa peu à peu et à la longue, car, au bout d'un an environ, la main et les doigts étaient encore très engourdis.

OBSERVATION VI

Pneumonie à gauche. — Convalescence. — Paralysie du moteur oculaire commun du même côté, puis de la langue et du pharynx, enfin paralysie des quatre membres. — Pidoux, Hôpital Lariboisière, 1857, salle Saint-Henri, n° 15, *in* Gubler, *des Paralysies dans leurs rapports avec les maladies aiguës et spécialement les paralysies asthén. des convalescents* (obs. XXXIV).

Homme de cinquante-deux ans, pris d'une pneumonie à gauche, de bas en haut, au second degré partout, dans de mauvaises conditions hygiéniques, misère, etc. (Ventouses scarifiées, vésicatoire; un peu de kermès et de kina ensuite).

Convalescence vers le onzième jour. A dater de cette époque, mydriase à gauche, chute de la paupière supérieure ; quelques jours après, paralysie de la langue et du pharynx.

Affaiblissement marqué de l'innervation gastro-pharyngienne. (Rien qui puisse faire supposer l'existence de quelque exostose intra-cranienne ou de quelque production fibro-plastique de nature vénérienne vers la base du cerveau).

Bientôt engourdissement des doigts, difficulté d'exécuter des petits mouvements et de serrer les objets. Huit jours après l'invasion de ce dernier symptôme, pâleur et refroidissement des pieds, insensibilité de la plante, marche difficile, titubation ; conservation de la contractilité des cavités splanchniques du bassin. (Frictions très stimulantes, mélange d'alcool, de noix vomique et de liniment volatil camphré ; bains sulfureux, quinquina, aloès, etc,; bonne alimentation, café.)

Diminution des paralysies dans l'ordre de leur fréquence, évolution. Retour complet à la santé et aux forces cinq à six semaines après le début des accidents spéciaux de la convalescence.

OBSERVATION VII

Paralysie consécutive à une pneumonie double, — Revillout, *Quelques Mots sur les paralysies et sur leurs causes*. (Th. de Paris, 1859, p. 55.)

Salle Sainte-Jeanne, n° 14, B. ., vingt-quatre ans, entré le 10 juin.

Dans le courant de mars dernier, il fut soigné dans le même service d'une pneumonie double, compliquée d'un état adynamique, et pour laquelle on appliqua des sinapismes et de larges vésicatoires, deux sur les côtés de la poitrine, et un dans la région dorsale.

La pneumonie guérit assez vite ; mais les vésicatoires présentèrent, au bout de quelques jours, des ulcérations recouvertes d'une couche pultacée grisâtre et comme gangrenée ; leurs bords gonflés, mollasses, étaient entourés d'un liséré foncé, à partir duquel s'étendait assez loin une rougeur érythémateuse.

On ne crut point d'abord avoir affaire à une affection diphtéritique, chose qui semblait d'autant plus improbable qu'il n'existait dans la salle aucun cas de diphtérie. L'ulcère fut traité par des application de décoction de quinquina et de dissolution de chlorate de soude, il se modifia rapidement, et B... sortit le 14 avril de l'hôpital, pour reprendre son travail de maçon.

Bientôt après, il s'aperçut que ses forces diminuaient rapidement, il chancelait en marchant et ne pouvait plus saisir les objets; sa vue était très affaiblie; il éprouvait un sentiment de constriction à la gorge avec gêne de la déglutition.

A sa rentrée, il ne peut plus marcher, la jambe gauche et la main droite sont très affaiblies ; les doigts, habituellement contracturés, restent dans la demi-flexion et sont difficiles à étendre, Il existe des fourmillements, des engourdissements, un sentiment de froid dans les membres, mais au lieu d'hyperesthésie, il existe un certain degré d'anesthésie et d'analgésie.

A plusieurs reprises, B .. ressentit des douleurs assez vives au voisinage des articulations ; ces douleurs duraient seulement quelques heures, ou tout au plus un ou deux jours ; elles paraissaient siéger aux attaches musculaires et étaient surtout provoquées par les mouvements. Celle qui dura le plus longtemps se faisait sentir dans la partie inférieure du tendon d'Achille ; la peau soulevée sur ce point n'offrait aucune hyperesthésie, au contraire ; tandis que, en saisissant à pleine main le tendon, on en faisait contracter les muscles du mollet, on provoquait une sensation très pénible.

La vue était affaiblie, mais il n'existait ni strabisme ni diplopie ; l'anaphrodisie était complète.

Sous l'influence des bains sulfureux, de douches froides et d'un régime tonique et reconstitutif, tous ces symptômes diminuèrent rapidement.

Aujourd'hui, l'anesthésie a disparu ainsi que l'anaphrodisie ; depuis plusieurs jours déjà le malade peut marcher, mais il est obligé d'étendre fortement les jambes et de s'appuyer sur les talons ; il lui semble qu'il tomberait s'il voulait fléchir les genoux. Les doigts sont encore un peu contracturés ; le pouce ne jouit pas de toute l'étendue de ses mouvements normaux ; la main serre sans énergie.

Mais le mieux est toujours croissant et promet une prompte guérison.

OBSERVATION VIII

*Plusieurs affections successives ; pneumonie, paralysie ascen-
dante aiguë, généralisée, mort. — *Landry, *Gaz. hebdom.*,
1859, p. 472 (résumée par Gubler, *loc. cit.*).

G..., paveur, âgé de quarante-trois ans, entre le 1er juin 1859,
à l'hôpital Beaujon, salle Saint-Louis, n° 22.

On note dans les antécédents de ce malade une fièvre intermit-
tente rebelle et deux attaques de rhumatisme dont le dernier en
novembre 1858. Au mois de janvier suivant se manifestèrent
quelques troubles mal caractérisés de la santé, parmi lesquels
une petite toux continuelle.

16 mars 1859. — G... est pris d'un violent frisson avec point
de côté, toux et fièvre intense. Le médecin reconnaît une fluxion
de poitrine, pratique successivement trois saignées, administre
des potions vomitives et applique plusieurs vésicatoires volants.

Pendant dix-huit jours, G... ne prend aucun aliment ; au
bout de ce temps, on lui permet seulement du bouillon. La
convalescence est lente ; le malade ne peut reprendre son
ouvrage que le 9 mai, encore est-il très faible. Loin de revenir,
les forces ne cessent de s'amoindrir. Enfin, le 15 mai, G... se
sent d'une telle faiblesse qu'il renonce à tout travail. Trois ou
quatre jours auparavant, il avait ressenti des fourmillements
aux extrémités des doigts et des orteils, mais, sauf la faiblesse
extrême où il se trouvait, il n'y avait pas d'autre symptôme
morbide. Aucun changement ne survint jusqu'au 13 juin, où les
genoux commencèrent à fléchir, la marche à s'embarrasser.

Déjà, pourtant, les fourmillements avaient gagné la totalité
des pieds ; ils s'étendirent ensuite aux jambes et aux cuisses, aux
membres supérieurs, et se propagèrent jusqu'aux bras. Cette
sensation envahissait, dans sa marche ascensionnelle, des zones
successives, laissant le segment inférieur du membre comme
engourdi par le froid.

Les jours suivants, G.... éprouve de plus en plus de difficulté
à se tenir debout et à marcher, et déclare, le 17 juin, qu'il ne se
sent plus capable de sortir de son lit. En effet, il ne peut se tenir
que soutenu par deux personnes ; ses membres inférieurs sont
radicalement impotents. Du côté des membres thoraciques, il
existe une sensation de rigidité dans les doigts, et seulement
une difficulté du mouvement d'élévation du membre, qui ne
peut dépasser la ligne horizontale.

La paralysie se complète ensuite, dans l'espace de quelques
jours, dans les membres, et gagne les muscles du tronc, même
ceux de la respiration (intercostaux et diaphragme) ! L'épigastre
se creuse légèrement•pendant l'inspiration et se soulève dans
l'expiration. Le malade est cloué sur son lit, sans pouvoir
exécuter un mouvement de totalité, bougeant à peine les
bras et pas du tout les cuisses, et, s'il est mis sur
son séant, il ne peut s'y maintenir et retombe aussitôt.
Le malade se plaint beaucoup d'une gêne de la respiration,
qu'à son air calme on ne devinerait pas ; la mastication et
la déglutition sont difficiles. Il n'en est point de même de la
parole et des mouvements expressifs de la face ; toutefois,il existe
de la rigidité et des fourmillements dans les joues ; les fourmillements se font sentir jusque dans le tronc. Miction et défécation
spontanées. Irritabilité hallérienne intacte comme l'excitabilité
des cordons nerveux ; sensibilité tactile diminuée dans les
segments inférieurs des membres ; sensation d'activité musculaire abolie seulement dans les muscles moteurs des pieds et des
orteils. Rien d'anormal du côté des sens spéciaux, ni de l'intelligence. Pas de mouvement fébrile ; chaleur au contraire peu
élevée, diminuée, même dans les membres. Pouls à 85-90, petit
et mou ; toux, expectoration muqueuse, sueurs habituelles.
Appétit médiocre ; rien à noter pour les fonctions digestives et
les selles. (Frictions sur le ventre avec le liniment volatil téré-
benthiné ; quinquina, électrisation. Alimentation substantielle ;
côtelettes, vin de Bordeaux.)

21 juin. — L'état s'aggrave , le malade se plaint d'une sensation de contraction au niveau du larynx et d'une difficulté de

respirer. Vers 4 heures, la dyspnée devient extrême, la parole est affaiblie ; la face et le cou, légèrement cyanosés, sont couverts d'une sueur froide.

A 5 heures, il se décide à prendre quelque nourriture, mais ne peut avaler ; quelques instant après, il pâlit, s'affaisse et meurt, huit jours après le début de la paralysie.

Autopsie, 23 juin, à 9 heures du matin. Rigidité cadavérique assez prononcée ; sinus et veines des méninges céphalo-rachidiennes remplis de sang. Aucune altération des centres nerveux perceptible à l'œil nu ni au microscope.

Toutes les parties ont été coupées en tranches excessivement fines, examinées avec un soin minutieux. L'examen microscopique a été fait par MM. Bourguignon, Gubler, Landry et Ch. Robin.

Les poumons, surtout le droit, offrent de l'engouement et une sorte de splénisation, mais nulle trace de granulations tuberculeuses.

Les autres organes n'ont pas été ouverts.

OBSERVATION IX

Pneumonie double, accidents graves. Après la convalescence, affaiblissement avec fourmillements débutant aux membres inférieurs ; paralysie complète des quatre membres. Guérison.
— (Obs. due à Leudet, *in* Mém, Gubler.)

G..., ouvrier débardeur, âgé de trente-deux ans, entre le 14 janvier 1858, à l'hôtel-Dieu de Rouen, salle 13, n° 18, dans ma division de clinique médicale. Habituellement d'une bonne santé, G... ne se souvient pas d'avoir été atteint d'affections graves thoraciques, ou d'affaiblissement des membres ; depuis douze ans, il travaille comme ouvrier débardeur sur le port, et n'a guère interrompu son travail. La maladie qui amène G... à l'hôtel-Dieu a débuté, il y a cinq jours, par des vomissements, des frissons avec claquements de dents ; le deuxième jour apparaît un point de côté, à droite sous le mamelon, et des crachats rutilants ; le quatrième jour, aggravation de la dyspnée, nouvelle douleur du côté gauche en avant.

Au moment de l'entrée à l'hôtel-Dieu, je constate de la fièvre, de la dyspnée, de la diminution de son dans le tiers moyen postérieur droit du thorax, avec souffle bronchique ; bronchophonie et râle crépitant peu abondant, après la toux seulement ; une matité également prononcée existe à gauche, dans le tiers inférieur et postérieur du thorax, avec beaucoup de râle crépitant fin, se prolongeant jusqu'en avant. (Gomm esucrée, saignée du bras de 200 grammes ; potion avec tartre stibié 0,30 ; diète.)

La veille de l'entrée, des sangsues avaient été appliquées à l'anus, sur la prescription du médecin qui lui donnait des soins en ville. La saignée du bras est suivie d'une syncope de peu de durée. Le tartre stibié provoque quelques selles sans vomissements.

15 janvier. — Aggravation de l'état du malade ; peau sudorale, yeux excavés, pouls à 110 ; vingt-quatre respiration ; crachats aérés, très mupueux et verdâtres ; extension de la pneumonie, en avant, à droite, où l'on constate de la matité et beaucoup de râles crépitants et sous-crépitants, sans souffle ; en arrière, à droite, le souffle et les râles crépitants se sont étendus dans toute la moitié supérieure ; même matité dans la moitié inférieure gauche que la veille, mais le souffle a presque entièrement disparu, et les râles crépitants fins sont nombreux. Ainsi la pneumonie a progressé à droite et a un peu diminué à gauche. (Gomme sucrée, julep avec tartre stibié, 0 gr. 03 ; bouillon.)

16 janvier. — 92 pulsations, adynamie marquée, peau sudorale ; un peu moins de souffle à droite, moins de râles ; même état du poumon à l'auscultation du côté gauche ; plusieurs selles, pas de vomissements. (Suppression du tartre stibié, vésicatoire volant sur le sternum.)

17 janvier. — 84 pulsations ; même adynamie, un peu de délire calme dans la nuit, rougeur des deux pommettes ; recrudescence de la pneumonie à gauche ; le souffle bronchique

semble plus fort que les jours précédents à la base de ce coté, avec quelques râles sous-crépitants; diminution des râles en avant, à droite. (Gomme sucrée, julep gommeux avec XV gouttes d'essence de térébenthine.)

18 et 19 janvier. — 76 à 80 pulsations; état général meilleur, absence de délire; G... s'asseoit seul sur son séant; diminution du souffle des deux côtés de la poitrine; râles crépitants plus nombreux et fins.

20 janvier. — Même état depuis hier; les bords du vésicatoire appliqué sur le sternum se sont ulcérés, mais il ne présente aucune couche pseudo-membraneuse à sa surface; les forces du malade semblent renaître chaque jour. (Gomme sucrée, looch blanc, bouillon.)

23 janvier. — Convalescence; le malade s'asseoit seul sur son lit et demande à manger; la matité persiste encore, légère à la base du côté droit avec du retentissement broncho-égophonique de la voix; quelques râles crépitants et sous-crépitants à la base gauche; les ulcérations du vésicatoire se sont multipliées et présentent la même apparence; la surface est rouge; on les panse avec du cérat laudanisé. (Gomme sucrée, bouillon, potage gras.)

1er février. — Convalescence complète. G... se lève la plus grande partie de la journée. Les ulcérations du vésicatoire, saupoudrées de poudre de quinquina, se guérissent dans les premiers jours du mois. (2 portions d'aliments, 3 vins.)

G... quitta l'Hôtel-Dieu le 20 février 1858. Il reprit immédiatement ses travaux et recouvra une partie de l'embonpoint qu'il avait perdu pendant sa dernière maladie.

5 mars. — Sans avoir fait aucune chute ni reçu aucun coup, il commence à éprouver un peu de douleur de gorge, sans malaise intense, et de l'affaiblissement des membres inférieurs; constipation, absence de vomissements ou de diarrhée.

G... rentre le 9 mars à l'Hôtel-Dieu.

9 mars au 1er avril 1858. — G... ne présente qu'un peu d'affaiblissement des membres inférieurs avec quelques fourmillements dans les pieds; aucune douleur sur le trajet du rachis.

Le mal de gorge, qui ne s'accompagnait d'aucune rougeur ou tache diphtéritique de l'arrière-gorge, a disparu le lendemain de l'entrée à l'Hôtel-Dieu.

3 au 10 avril. — Traitement par la strychnine à l'intérieur, à dose progressive de 5 milligrammes à 2 centigrammes. G... ne ressent aucun mouvement tétanique, mais pendant ce temps l'affaiblissement des jambes augmente, il s'y joint un peu de faiblesse des mains. Cependant, le malade parvient à manger seul ; il ne peut plus quitter son lit.

12 mai. — La paralysie a augmenté considérablement depuis deux jours, G... ne peut plus s'asseoir seul dans son lit ; les membres inférieurs sont privés de tout mouvement, les mains ne peuvent saisir le gobelet ; difficulté des mouvements des épaules ; gêne dans les mouvements respiratoires ; appétit ; absence complète de fièvre, un peu de douleur dans le trajet du rachis, sensibilité conservée. (5 sangsues sur le rachis.)

15 avril. — Augmentation de la paralysie aux membres supérieurs, quelques mouvements incomplets de pronation et de supination sont seuls possibles aux deux bras ; impossibilité d'élever les avant-bras ou les épaules. Paralysie absolue des membres inférieurs, analgésie de la face externe des membres supérieurs et inférieurs, sans anesthésie ; fourmillements dans les quatre membres dont les muscles semblent amaigris ; contractibilité de la vessie normale ; absence de selles. Intelligence intacte. (1 gramme de phosphate de chaux, 2 pilules d'iodure de fer de 15 centigrammes chaque, 2 portions d'aliments, 2 vins,)

L'état de G... demeure stationnaire pendant tout le mois d'avril, on est obligé de le faire manger et de le placer sur une chaise, comme une masse inerte, pour accomplir les besoins de la défécation. La déglutition se fait toujours normalement ; aucune altération de la voix.

Au commencement de mai, les mouvements reparaissent dans les membres supérieurs.

8 mai. — G... porte ses deux mains à sa tête en les enlevant brusquement ; douleurs dans les bras, une pression médiocre y

semble même douloureuse. G... s'asseoit en s'aidant très peu des coudes ; fourmillements plus intenses dans les deux jambes avec sensation de froid. Aucune douleur de tête ou sur le trajet du rachis.

10 mars. — G... commence à tenir sa cuiller ; les mouvements deviennent simultanément assez étendus dans les jambes.

13 mars. — Le malade pouvait faire, avec le secours d'une personne le tour de la salle.

17 mars. — Il marchait seul, sans appui.

24 mars. — Il descendait et montait seul deux étages.

25 mars. — G... quittait l'Hôtel-Dieu. Je l'ai revu plusieurs mois après sa sortie, il n'avait éprouvé aucun nouvel affaiblissement et avait repris ses travaux.

OBSERVATION X

Paralysie ascendante aiguë consécutive à une pneumonie. — Par le Dr A. Gomes de Valle, *escholiaste Médico*, n°[s] 122 et 138, cité par Schneider. — *Paralysies cons. aux mal. aiguës* (th. Paris 1875, p. 18).

M. de Miranda, capitaine d'infanterie, quarante ans. Pneumonie double en décembre 1859.

Entré en convalescence seulement en mars 1860. En avril, affaiblissement de quatre membres. Crampes et fourmillements dans les extrémités inférieures. La paralysie augmente peu à peu pendant quelque temps encore, puis tout à coup diminue, et disparaît complètement dans le courant d'août 1860.

OBSERVATION XI

Atrophie musculaire consécutive à une pneumonie. Aphasie. — Rondot. *Gaz. hebd. sc. méd.* Bordeaux 1882, p. 493.

P. M..., trente ans, contracte à la fin de juillet une pneumonie gauche classique. Pendant les premiers jours, symptômes nerveux marqués par du délire, de la somnolence et une légère dilatation de la pupille gauche. Au neuvième jour, convalescence.

16 août. — On constate un amaigrissement considérable des mollets et une diminution très légère de la circonférence des bras. La marche est possible, mais elle s'accompagne d'un peu d'incertitude et d'une légère titubation ; la station debout est mal assurée et amène quelques oscillations que n'exagèrent pas l'occlusion des yeux. Pas d'incoordination.

L'électrisation faradique détermine la contraction de tous les muscles des parties atrophiées.

Sensibilité intacte sur tout le corps. Exagération du réflexe rotulien à droite et à gauche. Pas de troubles de la vue.

25 août. — Il se déclare dans les deux genoux des douleurs siégeant aux deux côtés de l'axe transversal des deux articulations.

2 septembre — Le malade, sous l'influence d'une alimentation copieuse, des toniques, de l'électrisation et des frictions, récupérait graduellement la force de ses membres inférieurs, quand survient subitement une attaque d'aphasie. Au matin, il perçoit à son réveil quelque sifflement dans les oreilles ; il ressent une violente douleur et perd l'usage de la parole, ne pouvant répondre que par oui ou non aux questions qu'on lui pose. Céphalalgie nettement limitée au côté droit de la tête, et s'étendant sur le pariétal et le front et jusqu'au sourcil. L'aphasie se manifeste par l'impossibilité de traduire la pensée par des mots, l'intelligence paraissant intacte. Pas de déviation de la bouche ni de la langue.

Le lendemain, le malade est complètement rétabli : il parle sans effort ni difficulté. Aucun trouble de la sensibilité.

Il quitte l'hôpital presque complètement guéri, le 11 septembre.

OBSERVATION XII

Un cas de sclérose en plaques post-pneumonique. — Due à M. Richard, cité par P. Marie, Sclérose en plaques et Maladies infectieuses *(Progrès méd.*, 1884, p. 349).

R. ., boulanger, vingt-quatre ans, en prison au Cherche-Midi, pour insoumission, depuis le 8 avril 1883, est atteint, le 7 mai, d'une pneumonie double dont la défervescence a lieu le 15 mai ; cette affection, très grave par son étendue et l'adynamie du sujet, fut traitée par l'alcool à haute dose, par M. Poulet, professeur agrégé au Val-de-Grâce.

16 mai. — Au soir se déclare une parotidite droite, qui suppure et est traitée par une large incision dès le 19 ; le 21, apyrexie : à ce moment, paralysie du nerf cubital droit intéressant plus sérieusement la sensibilité que la motilité. Après un mois de traitement, le malade quitte l'hôpital incomplètement guéri de cette paralysie et est incorporé au 43ᵉ de ligne, à Lille. Dans les premiers jours d'octobre, affaiblissement et titubation des membres inférieurs ; la fatigue survient vite en marchant, les membres supérieurs sont également atteints, mais moins ; du 15 décembre au 15 janvier, diplopie verticale.

État actuel (mars 1884). — Nystagmus léger, visible surtout lors de l'examen ophtalmoscopique : lorsqu'on fait fixer très obliquement un objet, le tremblement devient tout à coup très accusé. Diminution de l'acuité visuelle ; pas de myosis ni de lésions profondes. Pas de tremblement au repos. Attitude permanente des deux pieds dans la position varus-équin. Quand le malade met pied à terre pour marcher, il éprouve d'abord une grande gêne pour se mettre en mouvement, puis il avance péniblement, chancelant à la façon d'un homme ivre et écartant le plus psssible les jambes. Bientôt il est pris de tremblement de la tête et du tronc. Lorsqu'on l'invite à toucher son nez avec l'une de ses mains, elle est prise à moitié course d'un tremble=

ment à larges oscillations qui ne fait qu'augmenter à mesure que
la main s'approche du but, que d'ailleurs elle finit toujours par
atteindre. Lorsque le malade essaye de boire, il y arrive avec
peine et renverse fréquemment le liquide. Lorsqu'il n'est pas
observé, en mangeant, le tremblement n'existe pas : il faut en
conclure que l'émotion l'exagère beaucoup. Exagération du
réflexe rotulien ; rien du côté des sphincters.

Sensibilité conservée dans tous les modes et partout. Fréquemment céphalalgie et vertiges. Affaiblissement intellectuel. Lenteur de la parole. Tout soupçon de simulation semble devoir
être écarté.

OBSERVATION XIII

*Un cas de sclérose en plaques observée à la suite d'une pneumo-
nie typhoïde.* — Friedreich. *Wirchow's Arch.* LXVIII, p. 230 ;
résumée ; citée par Marie *(loc. cit.).*

Pneumonie typhoïde. Dans la convalescence, on vit se déve-
lopper de l'ataxie des quatre membres, des oscillations dans
la marche augmentant par l'occlusion des yeux, de la lenteur de
la parole, un léger affaiblissement psychique. Puis rapide amélioration de l'ataxie qui, au bout de neuf jours, n'existait pour
ainsi dire plus.

OBSERVATION XIV

*Hémiplégie incomplète consécutive à une pneumonie épidé-
mique.* — R. Massalongo. Faits nouveaux à propos de la
théorie infectieuse de la pneumonie (*Arch. de Méd.* 1885,
p. 72).

G..., de six ans, est le fils de parents bien portants, dont les
ascendants ne manifestèrent jamais de troubles permanents ou
transitoires du côté du système nerveux. Il fut toujours de

caractère vif et inquiet. Vers le milieu de mars, après une période prodromique, il est saisi de pneumonie totale du poumon droit avec délire presque continuel. La fièvre, à l'exception des premiers jours de la localisation pulmonaire, ne fut jamais élevée. Le troisième jour, la maladie tirait à sa fin ; les toniques administrés libéralement, le rétablissent; la paralysie de la vessie se manifesta, mais elle ne dura que trois jours ; le délire continua.

La résolution procède très lentement et la convalescence tarde à se déclarer, un léger degré de fièvre persistant encore le soir ; vingt-cinq jours après le début de la maladie, tout danger avait disparu et la guérison semblait se confirmer. Sa mère impressionnée vient me chercher en me disant que son fils avait perdu un bras.

En, effet, je trouve le bras droit complètement paralysé et les mouvements de la jambe correspondante très bornés ; dans les muscles de la face, rien d'anormal ; le cœur était sain.

Il s'agissait d'une hémiplégie incomplète ; la sensibilité dans les membres paralysés est complètement conservée.

J'attendis quelques jours sans entreprendre aucun traitement; heureusement la mobilité de la jambe se rétablit rapidement et le malade commença à remuer les doigts de la main droite. Levé, il soulève peu la jambe droite en marchant, et traîne la pointe du pied sur le plancher et le bras reste le long du corps; il ne peut remuer que les doigts et un peu l'articulation de la main, ce qui lui suffit pour porter un doigt dans la poche ou dans une boutonnière de son veston.

Je n'ai pu appliquer l'électricité, n'ayant pas sur place les appareils nécessaires ; je conseillai cependant à la famille de le conduire à l'hôpital ; mais, soit par négligeance ou ignorance, ils ne m'obéirent pas, d'autant que, peu de jours après, le malade marchait bien et pouvait porter les doigts à la bouche; au bout d'un mois, l'enfant pouvait mouvoir suffisamment bien le bras déjà paralysé.

OBSERVATION XV

Paralysie des membres inférieurs à la suite d'une pneumonie. — (R. Massolongo, *loc. cit.)*

A..., de soixante-cinq ans, fermier, eut plusieurs fois la suette miliaire, jamais la pneumonie.

Entré en convalescence d'une pneumonie, après de longues alternatives, il ne se décidait jamais à se lever, ne se sentant pas la force nécessaire ; chaque fois qu'il changeait de place, il fallait le soulever d'un seul coup.

Un jour enfin, fatigué de rester au lit, il se lève ; habillé et soutenu, il n'est pas capable de marcher ; il soulevait seulement un peu les jambes et les avançait en les traînant sur le plancher. Si on cessait de le soutenir, il se pliait sur lui-même ; il était paraplégique. L'évacuation des urines était toujours régulière, mais la constipation persistait opiniâtrément.

La sensibilité à la douleur était normale, la sensibilité tactile légèrement diminuée ; il se plaignait d'un sentiment de fourmillements aux jambes, mais seulement lorsqu'il restait assis, jamais quand il était couché.

J'ai recherché s'il avait eu des douleurs d'autre nature aux membres inférieurs ou à la colonne vertébrale, mais inutilement.

Les jambes eurent de la peine à prendre de la force ; peu à peu cependant, elles récupèrent la motilité ; A.... commence à faire quelques pas quand on le soutient ; enfin, il y réussit seul, appuyé d'abord sur deux cannes, puis sur une seulement, et, vingt-huit jours après sa sortie du lit, il marche sans avoir besoin d'aucun appui.

OBSERVATION XVI

Paralysie du voile du palais consécutive à une pneumonie.
(R. Massolongo, *loc. cit.*).

M. L... est un paysan de vingt-deux ans ; il y **a** neuf ans, il
guérit d'une angine diphtéritique, qui régnait alors dans le pays
épidémiquement. Il lui était resté une paralysie du voile du
palais.

Une pneumonie du poumon gauche eut un cours relativement
bénin ; vers la fin de la résolution pneumonique, comme il existait encore une légère fièvre, il éprouva de la difficulté dans la
déglutition et souffrit de régurgitation des liquides dans les cavités nasales ; il avait de la peine à tirer la langue ; la parole
était embarrassée et traînante, avec timbre nasonné ; cet état,
d'abord peu marqué, prit les jours suivants un caractère inquié-
tant, le malade ne pouvant manger ni boire, ni parler aisément,
et bégayant.

Aucune anomalie dans les sens du goût et de l'odorat ; aucun
trouble de l'ouïe.

Convalescent de sa pneumonie, il avait vu s'amender beaucoup la dysphagie et la paralysie du voile du palais, mais il lui
restait encore la difficulté de la parole.

Un mois après, on ne s'apercevait que très difficilement d'une
petite imperfection dans la parole.

OBSERVATION XVII

Un cas de paralysie spinale aiguë consécutif à la pneumonie. —
In Diss. Fried Fedor Schoengarth. Berl., 1886. *Ueber einen*
Fall von temporaler Spinallahmung eines Erwachesenen
nach Pneumonie (citée par Boulloche).

II. K., , soldat, vingt-trois ans, amené à l'hôpital le 3o août

1886, pour une pneumonie droite. Il a passé sa jeunesse à la campagne. Père et mère bien portants. Pas d'antécédents nerveux dans la famille. A l'âge de sept ans, sa mère rapporte qu'il aurait eu une pneumonie après laquelle se serait développée une paralysie des extrémités inférieures ne lui permettant de marcher qu'au bout de six mois.

De quinze à vingt et un ans employé comme valet de ferme, pas de fatigue exceptionnelle, excès vénériens et alcooliques.

La veille de son entrée, frisson, céphalée, point de côté à droite. Homme robuste, bien musclé, visage un peu cyanosé, respiration difficile. Pouls 116, irrégulier. Température 38,8.

Dans le poumon droit, matité au-dessous de la pointe de l'omoplate, respiration difficile, râles crépitants, souffle dans l'aisselle en dehors de la ligne mamelonnaire ; à gauche, rien ; crachats rouillés abondants. En somme, pneumonie droite manifeste.

7 septembre, chute de la température, sueur abondante, crise.

On décide de l'envoyer en convalescence, mais douze jours après la crise, apparition de symptômes nouveaux.

Avec le frisson et la faiblesse, se montrent une céphalalgie frontale intense, et de la douleur à la nuque plus marquée en avant. Visage un peu rouge, langue belle, muqueuse pharyngée gonflée avec de légères érosions. Pas de fièvre sauf un soir, température atteignant 38. Pulsations, 110-120.

En même temps, douleurs en ceinture assez vives, ainsi que dans les jambes. La marche est encore possible, mais le malade soulève à peine les jambes au-dessus du sol, il traîne un peu les pieds.

Rapidement, augmentation des douleurs qui se calment par le repos, mais exagération des phénomènes paralytiques, impossibilité de quitter le lit.

27 septembre. — Le malade est guéri de sa pneumonie ; pas de fièvre ; le décubitus dorsal est possible. Des douleurs en ceinture très vives. Fonctions cérébrales normales. Pas de parésie des muscles du visage. Aucun trouble de la sensibilité : le malade

sent qu'on le pique et indique le point avec précision ; réflexes
normaux ; pas de trouble des réservoirs.

Les jambes ne peuvent être soulevées au-dessus du plan du
lit ; c'est à peine si le malade peut les remuer légèrement ; quand
on les soulève, elles retombent absolument inertes.

Les mouvements des mains et des bras sont normaux. On
remarque un léger tremblement quand le malade saisit un objet.
La pression du côté droit est un peu moins forte qu'à gauche.

1er octobre. — On constate de l'atrophie des extenseurs des membres inférieurs, prédominance d'action des fléchisseurs ; le mouvement des jambes est impossible ; muscles excessivement
mous ; pas de contracture. Les mouvements volontaires des bras
sont très difficiles ; l'avant-bras, les mains et les doigts ne peuvent être étendus et fléchis qu'avec la plus grande peine.
Atrophie des extenseurs plus marquée à gauche qu'à droite.

Examen de la contractilité électrique : contractilité faradique
abolie dans presque tous les groupes musculaires des extrémités
inférieures ; de très forts courants peuvent seuls déterminer des
traces de contraction dans les muscles de la cuisse droite ; il en
est de même pour les muscles des extrémités supérieures.
L'excitabilité du radical et du médian ne détermine pas de contraction ; seule l'excitation du cubital, par les courants très forts
entre le condyle interne et l'olécrâne, amène de faibles contractions et des mouvements de supination. Malheureusement, pas
d'examen de la contractilité galvanique.

Sécrétion de la salive considérable. Muqueuse buccale enflée.
Le malade est très incommodé par la salive qui tombe dans son
gosier ; il se plaint de ne pouvoir respirer. Parole difficile,
mais claire et pas scandée. Température 39,8 un soir ; normale
le lendemain. Pouls fréquent, 156 le soir ; en moyenne, 120
à 130.

A partir du 4 octobre commence l'amélioration. Les douleurs
en ceinture sont moins vives ; il n'y a plus d'hypersécrétion
salivaire. D'abord le malade recouvre l'usage de ses doigts et de
ses bras. Le 9 octobre, retour à la normale de la contractilité
faradique.

Plus lente fut l'amélioration des muscles des extrémités inférieures et du tronc. Le 10, il peut remuer un peu les genoux dans le lit. Le 20 octobre, quelques mouvements dans les articulations de la hanche et du genou sont possibles, ainsi que la flexion et l'extension du pied ; mouvements limités d'abduction et d'adduction. A la fin du mois, le malade fit les premières tentatives pour se tenir debout. Marche incertaine et mal assurée.

Au milieu de novembre, il peut marcher dans la chambre. Contractibilité faradique revenue. Les réflexes rotuliens font encore défaut. M... est envoyé en convalescence.

OBSERVATION XVIII

Un cas de myélite cavitaire consécutif à une pneumonie. — (Joffroy et Achard, De la myélite cavitaire, *Arch. de Phys.*, 1887, p. 448, résumée).

Un jeune homme de vingt-quatre ans fut frappé d'une attaque de rhumatisme articulaire aigu qui se compliqua, dans la convalescence, d'une pneumonie.

Six semaines plus tard, il commença à être atteint d'un affaiblissement des quatre membres, portant principalement sur les membres supérieurs, évoluant d'une façon lente, sans douleur, mais s'accompagnant d'un peu de contracture et d'exagération des réflexes.

Au bout d'un an survient une attaque apoplectiforme, à la suite de laquelle les phénomènes de parésie s'aggravent, toujours plus marqués aux membres supérieurs et du côté droit.

La marche progressive de l'affection se poursuit. Le malade ne peut quitter le lit que pour faire quelques pas ; les membres supérieurs s'affaiblissent et celui du côté droit ne fait presque plus aucun mouvement ; tous deux se contractent en demi-flexion, principalement le droit ; les masses musculaires présentent une diminution de volume considérable, bien qu'elles répondent à l'excitation électrique.

Trois ans après le début de la maladie se produit une aggravation rapide. Le malade est incapable de se tenir debout. Les mouvements des membres supérieurs deviennent plus limités, en même temps que, sous l'influence de la faiblesse générale due aux progrès d'une tuberculose pulmonaire, la contracture et l'exagération des réflexes subissent une diminution notable.

La sensibilité reste toujours intacte. L'état général décline, l'amaigrissement est extrême et le malade succombe.

A l'*autopsie*, on constate l'existence d'un foyer de myélite occupant toute la région cervicale, mais surtout étendue à la partie supérieure. La myélite se présente sous l'aspect d'un foyer de sclérose creusé à son centre d'une cavité aplatie, sorte de fissure allongée en forme de canal, sans communication avec le canal épendymaire, qui est respecté et situé au-devant de la cavité lacunaire. A la région cervicale supérieure, la sclérose dépasse de chaque côté les limites de la substance grise et envahit les cordons latéraux, principalement à droite. On observe dans tout le reste de la hauteur de la moelle une sclérose descendante des faisceaux pyramidaux. La sclérose respecte les cornes antérieures. Intégrité des muscles et des nerfs.

OBSERVATION XIX

Un cas de paraplégie pneumonique. — Stoïcescu, Sclérosa in placi en formă frustă. *(Spitalul,* 1888, p. 24.)(citée par Boulloche).

Jeune homme de vingt-cinq ans atteint de pneumonie double très grave ; hyperthermie, température oscillant entre 40 et 41 degrés. Pendant la convalescence, on constata que le malade était atteint d'une paraplégie qui le força à garder le lit pendant plus de trois mois. Tous les muscles des membres inférieurs étaient très notablement atrophiés.

Après quelques mois, la marche redevient possible tout en étant très difficile. Il marchait comme un ataxique, levant les jambes et les laissant retomber en frappant le sol du bout du pied.

OBSERVATION XX

Un cas de paraplégie post-pneumonique suivie de mort. — (Carré, *Gaz. hebdom. de médecine et de chirurgie*, 1888, n° 4, p 56)

P. . (Jean), quatre-vingt-trois ans, ouvrier en soie, entré le 21 janvier 1884, dans mon service, à l'hôpital d'Avignon, pour une pneumonie principalement développée à droite. C'est un petit vieillard sec, d'une constitution nerveuse. Il ne sait préciser la cause de sa maladie; mais il est probable qu'elle s'est développée sous l'influence de la constitution catarrhale régnante et de la température humide coïncidant avec une grande fréquence des affections pulmonaires.

Ce petit homme très droit, marchant bien le jour de son entrée, ne paraît pas trop éprouvé par la maladie, dont l'oreille seule révèle l'étendue.

La pneumonie suivit son évolution normale; elle était entrée dans la période de résolution, quand, le 5 février, apparaît de la diarrhée, qui ne parut céder que le 10 aux moyens dirigés contre elle.

Dès le 8 février s'était montré un symptôme nouveau, insolite : l'incontinence d'urine; le 12 février, on nota l'incontinence des matières fécales. Le 11 février, à la visite du matin, le malade, qui avait conservé toute son intelligence et qui était en pleine convalescence de pneumonie, se plaint de ne pouvoir remuer ses jambes; et, en effet, il les fléchit à peine et a également beaucoup de difficulté à les étendre; la paralysie, cependant, n'est pas complète. La sensibilité a subi de profondes atteintes; une épingle traverse les muscles du mollet sans provoquer la moindre douleur. L'anesthésie est complète des deux côtés Les sensations de contact et de température sont également abolies. Le soir, l'insensibilité était moins complète et le malade perçoit l'introduction de l'épingle dans la profondeur des muscles. Mais deux jours après, le 13, l'anesthésie était redevenue complète, et non seulement elle occupait les jambes et les cuisses, mais elle remontait jusqu'au niveau de l'ombilic et, en arrière, en un point correspondant. En même temps, la paralysie du mouvement, d'abord limitée aux jambes, gagnait en étendue et suivait la modification de la sensibilité. A ce moment, la contractilité électrique et la sensibilité du même nom avaient diminué.

Dans la nuit du 16 au 17, le malade éprouve une vive douleur à la région lombaire et entre les deux épaules. La diminution de la sensibilité est plus évidente à gauche qu'à droite. La vue devient trouble, le malade aperçoit comme un nuage devant les yeux. Aucune céphalalgie, intelligence complète. Persistance de l'incontinence d'urine et de la diarrhée; apparition d'une légère escarre au sacrum.

19 février. — L'anesthésie a diminué dans les membres inférieurs, tant à droite qu'à gauche, mais elle est complète au-dessous du cou-de-pied des deux côtés; à la contre-visite, le pied gauche sent un peu la piqûre de l'épingle.

20 février. — Au matin, le bas de la jambe gauche a recouvré sa sensibilité.

Du 20 au 25 février. — Etat stationnaire, le malade s'amaigrit, les troubles de la vue persistent, la paralysie est complète. Le cœur, plusieurs fois ausculté, ne présente rien d'anormal; la température, depuis la résolution de la pneumonie, n'a jamais été au-dessus de la normale.

25 février. — Le malade commence à se plaindre de faiblesse dans les membres supérieurs, mais la sensibilité y est intacte. La faiblesse générale augmente; la diarrhée, après des alternatives de cessation et de réapparition, persiste encore cinq à six fois par jour. Le 26, la sensibilité diminue dans les membres supérieurs, mais à un degré léger. La faiblesse augmente.

Le traitement consiste surtout en toniques : vin de quinquina, nitrate d'argent, et teinture de noix vomique.

A partir de ce moment, l'état général alla en s'aggravant; la faiblesse générale fit des progrès, et le malade s'éteignit, le 2 mars, à 5 heures du matin.

Autopsie. — Le 2 mars, dans l'après-midi. Les poumons présentent quelques adhérences, mais nulle part des traces d'hépatisation. Ils sont souples dans leur presque totalité ; en des points très limités un peu de congestion. On trouve des deux côtés et dans toute leur étendue, des amas de pigment noir assez semblables à ceux de l'anthracosis, sans la moindre caverne. Çà et là, disséminés dans l'épaisseur du parenchyme pulmonaire, des noyaux indurés, peu volumineux, de consistance scléreuse.

Le cœur est normal ; le foie, de volume ordinaire, est jaunâtre, granité.

Canal rachidien. En sectionnant les muscles des gouttières, on tombe à gauche au niveau des premières dorsales sur un petit foyer purulent, isolé. A la partie supérieure et à la partie inférieure de la région dorsale, quand on a enlevé la moelle et ses enveloppes, on rencontre deux amas de pus concret siégeant à la partie antérieure du canal rachidien, entre celui-ci et la dure-mère. Il existe également deux plaques analogues de pus à la partie postérieure. Il existe, en certains points, toujours à la région antérieure, une coloration brune lie de vin, tenant à une congestion intense du lacis veineux. En deux endroits et entre ces points de congestion, existent deux saillies, comme cartilagineuses, formées probablement par le périoste des corps vertébraux. La pie-mère est injectée; la moelle paraît plus petite qu'à l'état sain.

Immédiatement après l'autopsie, la moelle, recouverte de ses enveloppes fut placée dans un flacon d'alcool pour être adressée à M. le professeur Bouchard.

Voici le résultat de l'examen microscopique fait par M. le Dr Charrin :

Les coupes de la moelle durcie dans l'alcool ont été colorées les unes par le picrocarmin et montées dans la glycérine; les autres colorées par le violet de méthyle en solution aqueuse concentrée, décolorées et déshydratées par l'alcool absolu et l'essence de girofle, puis montées dans le baume de Canada. On a noté les détails suivants : la myéline a disparu en certains points ; ailleurs elle paraît former des amas. Les cellules des cornes antérieures sont conservées ; nulle part d'ancien foyer de sclérose ; toutefois, autour et dans la gaine d'un vaisseau, on trouve une certaine quantité de noyaux paraissant indiquer un début d'inflammation périvasculaire. Sur toutes les coupes, on note la présence d'un grand nombre de corps ovoïdes, très probablement des corps amyloïdes.

Sur des coupes colorées par le violet de méthyl, on rencontre dans les cordons blancs postérieurs, en dehors des vaisseaux, assez près de la périphérie de la coupe, des bâtonnets soit rectilignes, soit légèrement recourbés, mesurant des longueurs variables de 2 à 4 ou 5 millimètres sur une largeur de 1 millimètre, à peu près fixes. Ils sont peu nombreux.

Les méninges ne présentent rien de spécial.

OBSERVATION XXI

Ein Fall von akuter multipler, Neuritis in Geleit, einer cronposen pneumonie, Foct am 9 Kraukheistag. Oppenheim. *Char. Annalen,* 1889, § 405 (citée par Boulloche).

A... M..., cocher, entre le 1ᵉʳ septembre. Pas d'antécédents héréditaires. Depuis neuf ans prend chaque jour environ douze verres de bière et cinq verres de rhum. Depuis quelques années pituites matinales assez fréquentes.

Il y a quatre jours, pris subitement de vomissements, de courbature, de point de côté. Douleurs très vives dans les jambes, l'empêchant de marcher et de se tenir debout. Les douleurs s'exagèrent par une pression légère sur les masses musculaires. Pas d'incontinence d'urine ni des matières.

Examen. : 41 degrés ; grande dyspnée ; le malade se plaint de souffrir dans les jambes et dans le côté droit de la poitrine, 4o respirations par minute. A droite, matité commençant à la troisième côte ; dans le cinquième espace intercostal, on a le bruit d'un pot fêlé. La matité est à son maximum sur la ligne axillaire. En ce point, respiration soufflante et râles crépitants. A gauche, rien. Pouls 132, petit, faible et discontinu. Toux fréquente ; pas d'expectoration.

Extrémités inférieures inertes. Pas d'atrophie. Réflexes rotuliens (même en employant le procédé de Jaudrassik) abolis. Pas d'œdème.

Douleur à la pression des muscles postérieurs, du nerf péronier et du tibial postérieur très marquée. De même la palpation du muscle quadriceps et du nerf crural est douloureuse.

Mouvements actifs possibles dans la hanche ; possibles aussi mais affaiblis dans les articulations du genou. Paralysie des extenseurs presque complète. De même la flexion du pied est très difficile.

Pas de troubles de la sensibilité, sauf une hyperesthésie très marquée aux pieds. Rien aux autres appareils ni aux membres supérieurs. Facial et hypoglosse intacts. Rien aux yeux.

Explorat. électrique. — Diminution de la contractilité dans le domaine du péronier et du tibial postérieur. Pas de réaction de dégénérescence bien nette.

4 septembre, — Respiration haletante. Pouls 150. Mort.

Autopsie. — *Cerveau.* — Consistance normale ; substance corticale paraît un peu plus rouge. Pas de foyer de ramollissement.

Moelle. Les cornes antérieures paraissent un peu moins blanches. Les *muscles* de la jambe droite et du bras, de la plante du pied intacts.

Poumons. — A gauche, foyer de tuberculose caséeuse ancienne (bacilles) ; à droite, hépatisation du lobe supérieur et de la moitié du lobe moyen. Hyperhémie et œdème dans le reste des poumons. Néphrite parenchymateuse et interstitielle.

Examen microscopique. — La moelle est normale. Les troncs nerveux (crural, péroniers), coupés ou dissociés, ne révèlent aucune anomalie ni du parenchyme, ni du tissu interstitiel. Pas d'hémorragie.

Dans les *filets musculaires*, rien, sauf, peut-être, un peu d'atrophie d'un rameau du tibial postérieur ; là, dégénération d'un grand nombre de tubes nerveux.

En somme, autopsie négative au point de vue du système nerveux.

Les muscles (quadriceps, pectiné, tibiaux antérieurs) ne présentent qu'une légère prolifération des noyaux du sarcolemme.

Début le 20, par un fort malaise, vomissements, point de côté, insomnie complète.

OBSERVATION XXII

Pneumonie droite. Paralysie incomplète des quatre extrémités. — Kindt. *Ein Fall von meningitis spinalis chronica ascendens nach crouposer pneumonie.* — *In* Diss. Greifswald. 1889 (résumée ; citée par Boulloche).

E. G. vingt-trois ans. Bonne santé antérieurement, entre à l'hôpital dans le service de M. Mosler le 14 avril 1889. La veille, frisson, mal de tête, toux, point de côté à gauche. A son entrée, T. 40 ; à la base du poumon droit, souffle et râles crépitants. Cœur sain ; albuminurie légère. Diagnostic : pneumonie de la base droite.

17 avril. — Chute de la température qui tombe à 37 degrés. Le 20, crise définitive, sueurs abondantes, sensation de bien-être. Disparition progressive des signes physiques.

1er mai. — Depuis trois jours environ, le malade a remarqué qu'il avait un affaiblissement des jambes précédé pendant quelques jours d'engourdissement et de fourmillements. Pas de troubles de la parole, qui est seulement un peu lente. La sensibilité à la douleur est un peu diminuée à droite et à gauche, dans le pied et dans la jambe. Sensibilité au contact normale. Légère hyperesthésie. Les réflexes rotuliens et le réflexe du tendon d'Achille sont supprimés. Parésie des extrémités inférieures.

La motilité et la force musculaire des extrémités supérieures sont notablement amoindries.

Légère sensibilité à la pression et à la percussion le long de la colonne vertébrale.

A la jambe, la contractilité galvanique des muscles et des nerfs est très affaiblie ; au bras, elle est seulement un peu diminuée.

Miction normale ; un peu de constipation.

Il y a en plus une parésie du facial gauche. La contractilité galvanique du nerf facial est très diminuée, mais pas abolie. Diminution très notable de la contractilité galvanique.

Parésie du front, des joues et de l'orbiculaire. Il n'y a pas de paralysie de la langue. Diminution de l'ouïe à gauche. Pas de douleurs dans l'oreille de ce côté. La luette est déviée à gauche. Impossibilité d'abaisser la paupière gauche.

2 mai. — Le malade peut à peine serrer la main. Légère hyperesthésie ; battements du cœur faibles, mais réguliers.

6 mai. — La parésie faciale a disparu, mais il y a de l'incontinence des matières. On applique aux jambes un courant galvanique faible. Pied bot équin.

17 mai. — Les garde-robes sont devenues normales. Les mouvements des jambes sont plus libres, mais il y a toujours de l'hyperesthésie. La force musculaire est entièrement revenue dans les bras.

Les réflexes sont toujours abolis au niveau des extrémités inférieures.

28 mai. — Le malade peut marcher, mais il se fatigue très vite. Il ne reste plus de paralysie.

OBSERVATION XXIII

Paralisia membrelor inferioare consecutivă Pneumonei de d. N. Bardescu *(Spitalul* 1890, p. 393) (citée par Boulloche).

X..., âgé de dix ans, pris le 2 janvier 1888 de pneumonie avec frisson intense, aspect typhoïde, température se maintenant plusieurs jours au-dessus de 4o. Agitation, tendance aux convulsions. Application d'un vésicatoire.

Dans la même maison, un cas de pneumonie au même moment.

Du 12 au 16 janvier, la température redevient normale. Les symptômes locaux disparaissent presque avec le début de la convalescence. Insomnie, céphalalgie frontale intense. Bien que toutes les fonctions se fassent bien, le malade est triste et abattu.

Dans la nuit du 15 janvier, miction involontaire durant le sommeil.

16 janvier. — Légères douleurs dans les membres inférieurs ; fourmillements qui ne durent pas. En douze heures, la paraplégie des membres inférieurs est constituée. Seul, le malade ne peut pas faire un pas. Soutenu, il avance à peine ; la jambe est lancée en dehors et décrit un arc de cercle.

L'état des réflexes n'a pu être constaté. Sensibilité (contact, douleur, température) normale. Emission d'urine involontaire. Constipation, température normale. Encore de la céphalalgie frontale.

Traitement : toniques, amers, courants électriques et frictions excitantes le long des membres. Après dix séances d'électricité durant dix minutes (courants constants de 7 éléments), l'impotence musculaire disparaît peu à peu ; le 28 janvier, l'enfant peut marcher dans la chambre.

On continue encore le traitement pendant dix jours, au bout desquels l'enfant était absolument bien ; il lui était seulement impossible de faire une longue course.

L'examen des antécédents pathologiques fit savoir que l'enfant avait eu, à l'âge de cinq ans, une angine diphtéritique à la suite de laquelle il garda pendant quatre semaines une paralysie du voile du palais. Depuis, plus jamais d'autre angine, soit seule, soit accompagnée de paralysie.

OBSERVATION XXIV

*Névrite périphérique consécutive à une pneumonie infectieuse.
— The Medic chronicle 1890, XIII, p. 265, Manchester, par
D. J. Leech (citée par Boulloche).*

Ed. Sh. reçu le 22 février 1890, pour une pneumonie de la
base droite.

A son entrée, les vomissements persistent, douleurs s'irradiant
vers l'ombilic, s'exagérant par la toux. La température atteignait
39°2, et le soir 39°8. Signes très nets de pneumonie de la base
droite. Resp. 30 ; pouls 104 ; rien au cœur, pas d'albumine.

Le malade n'a jamais fait d'excès de boissons. Pas d'antécédents à signaler, mais on apprit que sa femme était morte récemment d'une pneumonie et que deux de ses cousins étaient
atteints de la même maladie.

Pendant les cinq jours qui suivent son admission, la température du soir oscilla de 39°8 à 39°2, celle du matin de 36°4 à 39°4 ;
pas de délire. Localement, matité jusqu'à l'épine de l'omoplate
du côté droit ; dans toute cette zone, souffle tubaire ; à la base
du poumon gauche, quelques râles de bronchite.

Crise dans la nuit du 25 au 26, et le 28 février le malade était
en convalescence, d'une pneumonie d'intensité moyenne.

Le matin du 5 mars, j'appris que, la veille au soir, il avait
glissé en voulant quitter son lit et n'avait pu se tenir sur ses
jambes, et que, de plus, il s'était plaint d'engourdissement des
mains et des pieds.

8 mars. — L'état est le suivant : pas de contracture ni de
tremblement ; les mouvements d'opposition du pouce sont conservés, mais la main serre faiblement. Diminution notable de la
force dans les deux jambes, la gauche étant plus faible que la
droite ; le malade ne peut se tenir debout et, quand il est couché,
il ne peut fléchir la cuisse gauche sur le tronc, ni faire les mouvements d'adduction de la jambe. Les muscles du mollet sont

flasques, mais non atrophiés. La flexion de la jambe sur la cuisse se fait facilement, mais l'extension est lente et difficile. A droite, l'adduction et la flexion de la cuisse sont mieux conservés ; pour le reste, l'état est le même que du côté gauche. Le malade peut s'asseoir avec peine sur son lit ; les mouvements musculaires paraissent affaiblis. Rien dans les muscles de l'œil ni de la langue.

Réflexes rotuliens absents des deux côtés ; réflexe plantaire normal.

Il n'y a pas de trouble net de la sensibilité ; elle est plutôt un peu obtuse, mais elle n'est abolie nulle part ; crampes dans les doigts avec légers fourmillements. Les pupilles réagissent bien ; le fond de l'œil est normal. Une semaine plus tard, les symptômes se sont peu modifiés, mais la force musculaire continue à décroître.

11 mars, léger nystagmus. On remarque que, quand l'œil regarde en bas, la paupière ne suit pas le globe oculaire et laisse plus de sclérotique découverte qu'à l'état normal, mais au bout d'un instant, elle descend brusquement et recouvre la sclérotique. On observe de la douleur à la pression des muscles du bras. Diminution de la force des muscles abdominaux. Le malade ne peut plus fléchir la première phalange du pouce sur la seconde et ne peut se lever seul sur son lit.

Rien à signaler du côté de la vessie ni du rectum. Pas d'incoordination motrice ni de perte du sens musculaire.

Examen de la contractilité électrique :

Courant faradique. Le tibial antérieur, le long extenseur des doigts, les péroniers latéraux, le biceps, les jumeaux se contractent bien des deux côtés.

Courant galvanique	Gauche		Droit	
—	K. C. C.	A. C. C.	K. C. C.	A. C. C.
Tibial antérieur, éléments .	25	35	30	35
Extenseur des doigts . .	35 <	3o	25	35
Péroniers latéraux . . .	3o	35	25	35
Droits antérieurs. . . .	3o	3o	3o	4o
Gastrocnémiens	3o	4o	25	35

14 mars. — Légère amélioration ; les mouvements d'abduction et d'adduction se font mieux. Moins d'engourdissement dans les doigts : le malade peut ramasser une épingle. Depuis la crise la température a toujours été un peu supérieure à la normale, le pouls oscillait entre 104 et 120 et les signes physiques de la pneumonie persistaient ; le poumon demeurait mat depuis l'épine de l'omoplate jusqu'à la base ; on y entendait de la respiration soufflante et des râles crépitants. Toux fréquente.

Peu à peu, la force augmente dans les deux jambes, l'engourdissement des doigts diminue, la douleur à la pression des mollets et des bras disparaît.

24 mars. — La flexion du pied est possible.

2 avril. — Le malade peut se tenir debout. Pendant tout ce temps, persistance des signes physiqnes de la pneumonie.

18 avril. — La marche est devenue possible ; absence du réflexe rotulien ; diminution encore marquée de la force musculaire des jambes. Il ne persiste aucun trouble de la sensibilité, mais on constate toujours de la matité et du râle crépitant à la base gauche.

Après un court passage dans le service de chirurgie, où il fut opéré d'une hernie étranglée, le malade quitte l'hôpital à la fin de juin, entièrement guéri.

OBSERVATION XXV

Pneumonie du sommet droit. — Paralysie de l'avant-bras et de la main du côté droit. — Guérison. — Boulloche, th. de Paris, 1892, n° 99, p. 52.

Le nommé L. A..., âgé de quarante ans, est amené à l'hôpital Tenon, le 24 mars. Huit jours avant son entrée, il a été pris d'un grand frisson, point de côté à droite et fièvre élevée.

A son entrée, oppression extrême, point douloureux au-dessous du sein droit. Température o°6,

Submatité en arrière côté oit, augmentation des vibrations thoraciques, diminution du murmure vésiculaire, saignées.

27 mars. — Température oscille entre 39 et 40°4. Au sommet droit, petites bouffées de râles crépitants après la toux.

28 mars. — Température matin 37°8, soir 40 degrés. Le malade, qui dit s'être refroidi pendant la nuit, s'aperçoit que tout son avant-bras droit est insensible, froid et engourdi. On constate une diminution de la force musculaire dans le bras et une perte de la sensibilité.

1er avril. — La pneumonie est guérie; la défervescence s'est faite progressivement d'une façon définitive ; il ne persiste plus que quelques frottements pleuraux au sommet droit. La parésie musculaire existe toujours.

7 avril. — Les symptômes observés sont les suivants : anesthésie sur la face dorsale de la main, surtout marquée dans la zone du nerf cubital. Diminution de la force musculaire de l'avant-bras droit.

17 avril. — La parésie a disparu; le malade sent également bien des deux côtés, mais il persiste encore quelques troubles de la sensibilité ; l'anesthésie est complète dans toute la zone du nerf cubital à partir du coude. Electrisation.

21 avril. — La sensibilité a reparu le long du petit doigt, mais elle est nulle au niveau du cinquième métacarpien et très obtuse le long de la face interne de l'avant-bras.

1er mai. — Le malade quitte l'hôpital entièrement guéri.

OBSERVATION XXVI

Pneumonie gauche, probablement d'origine grippale. — Pendant la convalescence, paralysie du voile du palais et des quatre membres (Boùlloche. *loc. cit.*, p. 58).

Le nommé E. T..., agé de trente-huit ans, tailleur, entre à l'hôpital Necker, salle Chauffard, lit n° 1, service de M. Rendu, le 18 octobre 1891. Cinq jours auparavant, il a été pris de frisson et d'un point de côté à gauche très violent.

A son entrée, l'oppression est extrême, la toux sèche, quinteuse, avec une expectoration striée de sang. Température matin 40 degrés, soir 39°6.

On constate dans les deux tiers inférieurs du poumon gauche en arrière, de la submatité, un souffle rude, tubaire, des râles crépitants fins et de la bronchophonie manifeste ; du côté droit, nombreux râles de bronchite.

Traitement : ventouses sèches, potion de Tood, enveloppement dans le drap mouillé.

23 octobre. — Au huitième jour de la maladie, défervescence mal caractérisée au point de vue des signes physiques ; la température est redevenue normale, crise sudorale très nette, diurèse abondante ; mais il persiste toujours, à la partie moyenne du poumon gauche, un souffle tubaire et quelques râles souscrépitants. En même temps, les râles muqueux sont devenus plus nombreux dans toute la hauteur du poumon droit en arrière ; l'expectoration a changé de caractère, elle est très abondante ; le malade remplit dans les vingt-quatre heures deux crachoirs d'un pus verdâtre assez bien lié, comme s'il s'était produit un vomique. Les forces ne reviennent pas ; la température reste toujours voisine de la normale.

Les crachats sont inoculés à une souris qui ne meurt pas. Ils ne contiennent pas de bacilles de Koch. Le 10 novembre, on fait à la partie inférieure du poumon gauche en arrière, dans la zone de matité, une ponction exploratrice ; on retire quelques grammes d'une sérosité citrine, absolument claire, qui est inoculée à un cobaye. Au bout de deux mois, ce cobaye fut sacrifié, il n'était pas tuberculeux.

Au 15 novembre, l'expectoration est encore assez abondante, la submatité persiste ; on entend toujours, à la base gauche, du souffle, de la bronchophonie et des râles muqueux. Pas de fièvre. Un peu d'albumine dans les urines.

Début de la paralysie. — Depuis quelques jours, le malade se plaignait d'une céphalée continuelle, d'une sensation d'enchifrènement et de plénitude au niveau du sinus frontal, bien qu'il n'y ait aucune trace de coryza et que les narines soient parfaitement libres. On remarque alors que sa voix est nasonnée et qu'il y a des signes évidents de paralysie du voile du palais (faisons remarquer ici que le malade n'a jamais eu mal à la gorge, ni à l'hôpital, ni pendant les jours qui ont précédé son entrée, et qu'on ne lui a pas appliqué de vésicatoire). Les liquides refluent par le nez; ils ne peuvent être déglutis qu'en très petite quantité à la fois : le malade, pendant les repas, est pris à chaque instant d'une toux quinteuse provoquée par la chute de parcelles alimentaires au niveau de l'orifice supérieur du larynx. A l'examen direct, on constate que le voile du palais tombe flasque et inerte ; pendant l'émission des sons, il se soulève à peine, il y a quelques petits mouvements partiels de la luette, Pas de troubles de la sensibilité : le contact, le froid, les piqûres sont bien perçus au niveau du voile du palais.

La vue est moins bonne, la lecture devenue très difficile. Vers le 30 novembre, on s'aperçoit que les membres inférieurs sont paralysés. Dans le lit, les mouvements sont encore possibles, mais avec une grande lenteur et un manque de précision, qui n'est pas dû à de l'ataxie véritable, mais à un affaiblissement parétique évident. La station debout est difficile, la marche presque impossible. En même temps, le malade se plaint de fourmillements, d'engourdissement et de picotements dans les jambes, assez pénibles pour l'empêcher de dormir. Il n'y a pas d'autres troubles de la sensibilité. Pas d'anesthésie sous aucun de ses modes.

La contractilité faradique est conservée.

Abolition des réflexes rotuliens. Atrophie musculaire évidente, surtout marquée au niveau du droit antérieur de la cuisse et des muscles de la région postérieure de la jambe, où les masses musculaires ont presque entièrement disparu.

Aux membres supérieurs, il n'y a pas de paralysie véritable, mais une diminution de la force, une sensation d'engourdissement, de fourmillements, ne permettant pas au malade d'effectuer les mouvements qui exigent quelque délicatesse, etc.

Pas de douleurs en ceinture. Les réservoirs fonctionnent bien. Il n'y a nulle part d'anesthésie d'aucune sorte.

8 décembre. — Les phénomènes parétiques persistent, ils sont même accentués ; la station debout est devenue impossible ; les jambes ne peuvent être soulevées au-dessus du plan du lit, elles sont toujours le siège de picotements incessants. Aux bras, la force musculaire est très diminuée, les mains ont si peu de force que le malade ne peut manger seul ; les doigts sont dans la demi-flexion et ils ne s'étendent qu'avec la plus grande difficulté. La paralysie du voile du palais ne s'est pas modifiée.

Examen des yeux (pratiqué par le Dr Parinaud) : les couleurs sont bien distinguées ; il y a paralysie des deux droits externes et du releveur de la paupière supérieure gauche. L'accommodation est normale, sauf un certain degré de parésie ; son amplitude est un peu réduite. Le malade se plaint constamment d'avoir un brouillard devant les yeux ; l'acuité visuelle est normale.

Du côté pauche de la poitrine, en arrière, il y a toujours du souffle, de la bronchophonie et quelques râles muqueux, le tout paraissant devoir être attribué à une sclérose pulmonaire envahissante, avec un certain degré de dilatation des bronches.

Traitement. — Toniques, vin de quinquina. Potion avec 4 grammes d'extrait mou de quinquina. Frictions sèches. Electrisation avec des courants faradiques très faibles.

Jusqu'au 24 décembre, la situation ne se modifie pas. A cette date, on constate que la paralysie du voile du palais a presque entièrement disparu, le nasonnement existe encore un peu, mais les liquides peuvent être déglutis avec quelques précautions. A la vue, on constate que les mouvements du voile du palais sont revenus, mais avec un peu de lenteur. Les douleurs dans les jambes ont considérablement diminué. La station debout et la marche demeurent impossibles. Au lit, les mouvements des jambes peuvent encore se faire, mais avec une grande difficulté, surtout du côté gauche.

31 décembre. — L'examen dynamométrique des mains donne

les résultats suivants : du côté droit, 12; du côté gauche, 2; le malade peut porter les bras à sa tête, assez facilement ; les phénomènes parétiques sont surtout accentués au niveau de l'avant-bras et des mains, de même qu'au membre inférieur; les mouvements des orteils, la flexion et surtout l'extension du pied, sur la jambe, sont presque impossibles, tandis que les mouvements de flexion et d'abduction de la cuisse sur le bassin se font encore assez bien.

3 janvier. — Les douleurs sont très fortes au niveau des membres inférieurs; elles sont spontanées, revenant surtout la nuit sous forme d'élancements, de picotements, ou provoquées par la pression des masses musculaires.

La contractilité faradique est abolie au niveau des muscles de la cuisse, du mollet, du biceps et des extenseurs de l'avant-bras.

Contractilité galvanique : à droite et à gauche, pas de contraction des droits antérieurs de la cuisse qui sont presque entièrement atrophiés. Contraction tétanique des adducteurs des deux côtés, plus marquée à la fermeture du courant positif qu'à la fermeture du courant négatif. Au niveau des péroniers latéraux, on a bien nettement KaSzn Au SZ. La formule est aussi normale au niveau du biceps, des extenseurs de l'avant-bras; il y a réaction de dégénérescence des jumeaux.

15 janvier. — Amélioration. Les signes physiques thoraciques persistent avec les mêmes caractères : respiration rude, exagération du retentissement de la voix. Râles muqueux, mais l'expectoration est moins abondante. Les forces du malade reviennent, surtout aux bras; les jambes sont encore trop faibles pour soutenir le malade : la parésie siège surtout dans les extenseurs de la jambe; les mouvements des mains sont revenus. Plus trace de la paralysie du voile du palais.

1er février. — L'état général est très bon. Appétit parfait. Retour des forces; mêmes signes physiques thoraciques. Les membres supérieurs ont recouvré toute leur motilité; la pression dynamométrique est normale et égale à droite et à gauche. Aux membres inférieurs, les masses musculaires atrophiées repren-

nent de la consistance; cependant le malade est dans l'impossibilité de marcher; il peut commencer à se tenir debout. La
contractilité électrique est normale.

10 février. — La station debout est possible et le malade est
en pleine voie de guérison.

OBSERVATION XXVII

Un cas de polynévrite périphérique à la suite d'une pneumonie
Charcot, *Revue neurologique*, 1893, p. 14.

R..., cinquante-six ans, cocher de maître. Pas d'antécédents
héréditaires. Pas de maladie antérieure; ni syphilitique, ni
alcoolique.

Pendant le mois de novembre 1890, cet homme ressentit
dans les deux genoux des douleurs assez fortes, qui s'accompa-
gnèrent de gonflement au niveau de ces deux articulations et
qui l'obligèrent, bien qu'il n'eût ni fièvre ni malaise général, à
garder la chambre. Ces troubles ayant disparu, le malade avait
repris son travail depuis un mois environ, lorsque, le 31 janvier,
il fut pris de pneumonie ou de broncho-pneumonie.

Le début de la maladie fut marqué par un grand frisson, un
point de côté, de la toux, de l'oppression et une fièvre très
vive. Le médecin qu'il appela le jour même lui déclara qu'il
s'agissait d'une congestion (ventouses scarifiées, puis vésicatoire). Au bout de cinq à six jours, les symptômes thoraciques
s'amendèrent ; la respiration redevint facile, mais la fièvre
persista encore quelque temps. Le dixième jour, après le frisson
initial, il ressentit des élancements, des picotements dans la
continuité des membres, mais plus marqués vers les extrémités.
Il y eut un peu d'œdème du dos des pieds. Les membres étaient
douloureux au point que la moindre pression exercée sur les
masses musculaires lui faisaient pousser des cris. Cet état douloureux s'accompagna d'une faiblesse des quatre membres, qui
alla s'accentuant de telle sorte, que le quatorzième ou quinzième

jour à dater du début de la maladie, -il était déjà incapable de soulever ses bras ou ses jambes au-dessus du lit. Quand on les soulevait, les pieds, les poignets tombaient inertes. Il n'y avait pas de raideur. Six mois de séjour à la Charité, dans le service de M. le professeur Potain, puis à l'hôpital Cochin où il fut observé par M. Babinski. A cette époque les mollets étaient encore sensibles à la pression; on nota de l'anesthésie aux mains, aux pieds et aux jambes ; l'atrophie était déjà très prononcée et des déformations commençaient à se produire.

Entré à la Salpêtrière en novembre 1891 Amélioration lentement progressive.

Etat actuel. — Rien à noter en ce qui concerne la face, les yeux, la langue. Pas de troubles laryngés.

Membres supérieurs. — Mains en griffe, espaces interosseux excavés ; éminences thénar et hypothénar aplaties. Atrophie de la partie inférieure des avant-bras, un peu plus prononcée du côté gauche. Le malade peut exécuter, mais incomplètement en raison des rétractions tendineuses qui les brident, tous les mouvements de la main et des doigts (flexion, extension, abduction et adduction).

L'adduction du pouce est le seul mouvement que le malade ne puisse esquisser. Réaction de dégénérescence partielle dans les muscles radiaux, les palmaires ; réaction de dégénérescence complète pour les interosseux et l'abdducteur du pouce. Les muscles du bras et de l'épaule sont intacts.

Pas de troubles trophiques. Légère coloration violacée des doigts. Pas de troubles de la sensibilité.

Membres inférieurs. — Atrophie des muscles de la jambe plus prononcée vers la partie inférieure (jambe en fuseau), pieds tombants. Orteils maintenus fléchis, en griffe, par des rétractions tendineuses. Le malade ne peut esquisser le plus léger mouvement des orteils. Les mouvements spontanés de flexion et de redressement du pied sont possibles, mais ils sont très limités par la rétraction du tendon d'Achille. Les muscles des cuisses sont intacts.

A part quelques picotements dans les pieds, il n'y a pas de troubles de la sensibilité.

Les réflexes rotuliens sont très faibles. Réaction partielle de dégénérescence dans les muscles extenseurs de la jambe, les pédieux et le fléchisseur commun des orteils.

(M. le professeur Charcot fait remarquer que dans ce cas le grand développement aux extrémités supérieures et inférieures des rétractions fibro-tendineuses rendent nécessaire une intervention chirurgicale.)

OBSERVATION XXVIII

Paralysie des deux bras à la suite d'une pneumonie
Krafft-Ebing, *Revue neurol*, 1893, p 45, analyse.

Homme de trente ans, non alcoolique, frappé d'une paralysie des deux bras au déclin d'une pneumonie. Au bout de trois mois, le malade amélioré présente encore une atrophie des muscles de l'épaule et du bras, avec anomalies des réactions électriques et diminution des réflexes.

(L'auteur porte le diagnostic de névrite pneumonique. Il insiste sur le tremblement fibrillaire des muscles observés chez le malade, phénomène généralement considéré comme l'expression d'une lésion centrale.)

OSERVATION XXIX

Pneumonie droite. — Subictère. — Défervescence le onzième jour. Otite à pneumocoque le dixième jour. Paralysie du membre inférieur gauche. — A. Roussel, Contr. à l'étude des paralysies pneum. (th. de Paris, 1896, n° 411.)

Le nommé P....., cinquante-six ans, brocanteur, entre le 30 mars 1896, salle Saint-Louis, dans le service du Dr Troisier.
Antécédents héréditaires. — Père, mère, morts de vieillesse,

le père à quatre-vingt-trois ans, la mère à quatre-vingt-deux ans.
Rien de notable à signaler dans les collatéraux.

Antécédents personnels. — Bien portant dnns sa jeunesse, a
fait son service militaire, gonorrhée, pas de syphilis ; une fluxion
de poitrine, il y a trois ans.

Depuis deux jours se plaint de douleurs thoraciques du côté
droit et de la gêne respiratoire.

3o mars. — A l'entrée : décubitus dorsal, facies de stupeur,
répond mal et avec ennui aux questions qu'on lui pose ; pommettes rouges, surtout du côté droit, langue sèche, température
39°9. Râles crépitants fins et souffle tubaire à la base du
poumon. Crachats couleur brique caractéristiques. Pouls bon ;
un peu d'albumine dans les urines. On pose le diagnostic de
pneumonie franche.

Traitement : Tood, ventouses sèches, o, 3o de quinine, pas de
vésicatoire.

3o au 5 avril. — La température oscille entre 39 et 4o degrés,
l'état général est bon, mais la langue reste toujours sèche. Il y
a toujours un peu d'albumine dans l'urine ; l'état pulmonaire
semble s'amender, les râles crépitants fins sont remplacés par
des crépitants moyens.

6 avril. — Température 4o°3. Le malade a eu des frissons la veille au soir, il a eu une teinte subictérique, les urines
foncées, donnent, par le réactif de Gmelin, la teinte acajou. La
région hépatique est légèrement douloureuse à la pression. Il y
a un peu de diarrhée dans la journée. L'auscultation pulmonaire
laisse toujours entendre des sous-crépitants, mais en outre il y
a des râles de bronchite disséminés dans les deux poumons.

Traitement. — Calomel o,4o en trois fois, régime lacté
absolu.

7 avril. — La température est tombée à 39°6, la coloration
subictérique est moins intense. Le malade se sent un peu mieux,
mais il est toujours abattu et légèrement prostré. L'état pulmonaire est stationnaire.

8 au 11 avril. — L'état général s'amende, les forces reviennent,
le subictère disparaît complètement ; plus d'albumine dans

l'urine. La température marque le 11, 37 degrès. Dans le poumon il ne reste plus à la toux que des sous-crépitants gros à la base droite.

11 au 14 avril. — La convalescence semble s'affirmer, le malade mange, pas de fièvre.

14 avril. — Brusque ascension la veille au soir du thermomètre, 39°5. En même temps, douleurs auriculaires et temporofrontales gauches intenses, l'apophyse n'est pas très douloureuse, acuité auditive diminuée, pas d'œdème prémastoïdien.

Traitement. — Injections chaudes, compresses très chaudes sur la région mastoïdienne.

15 avril. — Douleurs persistantes très vives : on songe à la trépanation, le malade la refuse.

16 avril. — Persistance des douleurs, quoique peut-être un peu moins vives. Le soir, écoulement de pus louable, jaune crémeux, par l'oreille externe. Inoculation après délayage dans du bouillon stérilisé à une souris blanche. Mort de la souris vingt-neuf heures après : pneumocoque de Talamon-Frœnkel, sans contestation possible, préparation du sang de cœur par lamelle et pas ensemencement.

16 au 20 avril. — L'écoulement persiste abondant, mais le malade est soulagé, l'acuité auditive revient peu à peu.

20 au 25 avril. — Écoulement insignifiant.

25 avril. — Le malade attire l'attention sur la chute de son gros orteil gauche. Après examen on constate l'impossibilité absolue de relever ce gros orteil. Immobilité de cet orteil dans tous les mouvements ordonnés au malade. Le pied ne se fléchit pas très bien sur la jambe, la rotation en dehors se fait bien, l'abduction également. La paralysie porte donc nettement sur le jambier antérieur et l'extenseur propre du gros orteil.

Pas de troubles de sensibilité aux trois modes de réaction ; réflexes tendineux normaux.

On constate comme troubles trophiques, des varices aux membres inférieurs.

L'examen électrique a été fait par le Dr Renault. Les muscles de la face postérieure, les péroniers latéraux, l'extenseur com-

mun des orteils sont indemnes, ils réagissent normalement.
Il n'en est pas de même du jambier antérieur et de l'extenseur propre du gros orteil, où l'on constate une grande diminution de l'excitabilité électrique des muscles et des nerfs aux deux courants faradiques et galvaniques. Un peu de lenteur de contraction à la fermeture du courant galvanique. Dans la marche, le malade steppe légèrement, il est obligé de relever la cuisse sur le bassin pour. empêcher le glissement de son gros orteil, tombant sur le sol. Actuellement la paralysie demeure telle avec les mêmes caractères précédemment décrits.

OBSERVATION XXX

Pneumonie droite Monoplégie crurale au moment de la défervescence. Guérison due à Aussel, professeur agrégé, (in thèse Ducloy, Lille, 1897, n° 31, p. 95, résumée).

B... M..., âgé de sept ans, pris le 24 février 1897, d'un frisson très violent et d'une céphalalgie intense. Pas d'antécédents personnels, sauf la rougeole à l'âge de trois ans.

Le 25, au matin, l'enfant est abattu, le visage vultueux, particulièrement les deux pommettes ; le nez pincé et les ailes du nez battent très rapidement, respiration nettement expiratrice, en somme tous les signes d'une dyspnée intense. L'enfant souffre et se plaint d'une violente douleur au côté droit du thorax. La toux est sèche, pénible. Les urines sont rares, non albumineuses, pas d'expectoration. Température 39°8 ; pouls 110 ; respiration 32. Matité en arrière du poumon droit sur une étendue de trois travers de doigt en partant de l'angle inférieur de l'omoplate. Cette matité se rapproche de la ligne axillaire et gagne aussi du côté de la colonne vertébrale. A ce niveau, il existe un souffle tubaire intense, qui va en s'atténuant à mesure qu'on arrive sur les confins de la zone mate. Pendant l'inspiration, pluie de râles crépitants-fins, bronchophonie très nette. Partout ailleurs dans ce poumon, respiration et sonorité normales. Le poumon gauche est absolument sain.

Diagnostic : pneumonie du lobe moyen du poumon droit.

Traitement. — Infusion de poudre de feuilles de digitale 3o centigrammes ; des bains chauds répétés toutes les trois heures ; de la révulsion sous forme de teinture d'iode gaïacolée et une potion tonique ; régime lacté.

L'enfant avait du délire toutes les nuits et restait excitable dans la journée.

2 mars. — Au matin, la température qui avait toujours oscillé aux environs de 39°5 tombe à 38°2, le soir elle est de 37°9. En même temps, sueurs profuses. L'état local est excellent, le souffle a disparu, la matité a considérablement diminué et a l'auscultation on entend de gros râles sous-crépitants et muqueux. Dans le cours de la maladie, l'enfant a expectoré des crachats nettement rouillés dans lesquels on a décelé le pneumocoque.

3 mars. — La mère raconte que l'enfant voulant aller sur le vase dans la nuit n'avait pu remuer son membre inférieur droit. Ce membre est absolument inerte dans toute son étendue. La sensibilité est à peu près normale. Peut-être y a-t-il un peu de retard dans la perception des diverses sensations. L'enfant sent son membre engourdi, il a des fourmillements dans les orteils.

Réflexes normaux : peau de coloration normale; pas de troubles vaso-moteurs ou articulaires; pas de douleurs spontanées ni provoquées.

Diagnostic : monoplégie post-pneumonique.

Traitement. — Electrisation, massage.

5 mars. — La paralysie est considérablement améliorée.

6 mars. — Elle a disparu sans laisser la moindre trace.

La convalescence se fit sans encombre et l'enfant revient complètement à la santé.

OBSERVATION XXXI

*Pneumonie. — Au moment de la résolution, névrite du nerf
phrénique. — Paralysie des muscles de l'épaule droite. —
Ch. 1. Aldrich, Med. New's, 5 nov. 1898 (Semaine méd.,
1898, p. 479).*

Un homme âgé de quarante-trois ans est atteint d'une pneumonie fibrineuse du côté droit. Le frisson initial fut très violent,
et il y eut au début des vomissements répétés. Au cinquième
jour, ictère suivi d'un état typhoïde prononcé : on notait une
dépression profonde, de la diarrhée, du délire ; la langue était
sèche et recouverte d'un enduit brunâtre ; le foie et la rate
tuméfiés.

Vers la fin du troisième septenaire, la pneumonie entrait en
voie de résolution, lorsque survient brusquement un hoquet
intense, caractérisé par des contractions diaphragmatiques se
suivant avec rapidité. Tous les moyens employés pour combattre
ce spasme (vésicatoires, galvanisation, morphine, etc.) restèrent
sans effet : le hoquet persista durant cinq jours et cinq nuits
avec quelques intermittences passagères ; le malade s'affaiblissait
à vue d'œil. Au sixième jour, le malade rendait des selles décolorées et on crut opportun d'admisnistrer du calomel à la dose
massive (4 grammes divisés en trois prises données à des inter-
valles de deux heures).

A la suite de cette médication, le hoquet ne tarda pas à disparaître. Le calomel fut très bien supporté et ne provoqua aucun
symptôme de stomatite.

Quelques jours après, le malade commença à se plaindre de
douleurs vives à l'épaule droite et on put constater un affaiblissement marqué des muscles scapulo-huméraux de ce côté. Les
douleurs se calmèrent sous l'influence de cataplasmes chauds,
mais la région atteinte resta longtemps très sensible à la palpation.

Au bout de quatre mois on trouva, à droite, une atrophie manifeste des muscles trapèze, deltoïde, long supinateur, sus et sous-épineux, ainsi qu'une faiblesse considérable de tout le groupe musculaire scapulo-huméral.

OBSERVATION XXXII (personnelle).

(Service de M. le professeur Bondet.)
Paralysie de l'avant-bras droit et des membres inférieurs
à la suite d'une pneumonie.

Charles S..., quarante-deux ans, camionneur, entre à l'Hôtel-Dieu, salle Saint-Augustin, nᵒ 40, le 2 décembre 1899.

Antécédents héréditaires. — Père mort à trente-six ans d'une fluxion de poitrine; mère morte à soixante-huit ans d'affection inconnue; plusieurs frères et sœurs morts en bas âge.

Antécédents personnels. — Blennorragie à vingt ans guérie; pleurésie à vingt-huit ans. Pas d'alcoolisme. Pas de syphilis.

Il y a neuf mois, au commencement du mois d'avril, il a eu une pneumonie gauche probablement d'origine grippale, avec délire et état général très grave. Il fut admis dans le service de M. le professeur Bondet. Il guérit de cette affection, mais sa convalescence fut longue et il ne quitta l'hôpital qu'au mois de juin.

Un mois après, au mois d'août, il rentra à l'hôpital, cette fois pour des troubles nerveux. Voici ce qu'on nota à son examen : une diminution de la sensibilité de la face interne de l'avant-bras droit, de la moitié interne de la main et des deux derniers doigts et de la région deltoïdienne de la face postérieure du bras. Diminution considérable de la force de la main droite; léger tremblement du bras droit, soit au repos, soit la main étendue. Exagération notable des réflexes des membres supérieurs et de ceux des membres inférieurs. Difficulté de la marche, à cause de la raideur des jambes.

Ces symptômes auraient débuté avant que le malade ne sortît de l'hôpital, au mois de juin.

Les jours suivants, le malade souffrait continuellement de la tête, il toussait beaucoup et se plaignait d'une gêne de la respiration. On notait que les vibrations étaient diminuées dans son poumon gauche et qu'il y existait, à l'auscultation, des râles sibilants.

En outre, le malade éprouvait une douleur vive et persistante sur le trajet du sciatique droit et à la partie inférieure de la colonne lombaire.

Plus tard, les symptômes pulmonaires s'amendaient, mais les troubles nerveux persistaient. Le malade se plaignait de fourmillements et de picotements dans l'avant-bras droit et dans les jambes ; de douleurs au niveau des genoux, en même temps que la force de son bras droit diminuait considérablement.

Au mois de novembre, il quittait l'hôpital pour y revenir quelques jours après.

2 décembre. — A son entrée, on note du côté des membres inférieurs une exagération marquée des réflexes rotulien et plantaire, mais l'absence de trépidation épileptoïde. Ces membres sont raides dans la marche, qui prend un caractère spasmodique. Le malade se plaint de douleurs au niveau des genoux et à la face postérieure des jambes.

Du côté du membre supérieur droit, on constate une exagération des réflexes, une diminution de la force musculaire, surtout marquée dans les deux derniers doigts. Ces doigts sont fléchis dans la main et le malade ne peut les redresser ; ils sont en outre le siège de fourmillements et d'une sensation de froid. Il existe, le long du bord cubital de la main et de l'avant-bras droit, une égère bande d'anesthésie. Aux poumons, un peu d'obscurité respiratoire à la base gauche.

20 décembre. — L'état général du malade est excellent. Son appétit est bon. Aucun trouble des viscères. Rien du côté des sphincters. L'intelligence est intacte. Rien aux yeux. Les urines ne contiennent ni albumine ni sucre.

Les phénomènes douloureux des membres persistent encore,

quoique un peu diminués. Le malade se plaint toujours de fourmillements et de picotements dans les jambes, qui se manifestent surtout dans la nuit et l'empêchent de dormir. La marche
est légèrement spasmodique. Pas de signes de Romberg. Les
réflexes sont un peu exagérés. La sensibilité, sous les trois modes, est, aux membres inférieurs comme ailleurs, intacte.

Les muscles de la cuisse droite sont légèrement atrophiés. On
note une diminution de leur excitabilité faradique. Pas de troubles trophiques.

La puissance des mouvements de la jambe droite, dans la
flexion et l'extension, est diminuée en comparaison de celle de
la jambe gauche.

La flexion forcée de la jambe droite sur la cuisse et de celle-ci
sur le bassin est douloureuse. On provoque, par la pression
digitale, derrière le grand trochanter droit, une douleur qui
s'irradie dans la partie postérieure et externe du membre.

L'état du membre supérieur droit, qui était le premier atteint,
s'est amélioré. Les mouvements commencent à reparaître dans
les deux derniers doigts, et il n'existe plus trace d'anesthésie
dans la région du nerf cubital. Mais au coude, la force musculaire est diminuée dans la flexion et l'extension, et à l'épaule,
les mouvements de rotation et d'élévation sont douloureux.

Sous l'influence de l'électrisation, des bains sulfureux et des
frictions quotidiennes, l'état du malade s'améliorait progressivement, et, au commencement de janvier, il quittait l'hôpital entièrement guéri.

CONCLUSIONS

I. Dans la convalescence de la pneumonie, on peut voir apparaître des paralysies diffuses, incomplètes ;

II. Ces paralysies peuvent débuter par les membres supérieurs ou inférieurs ; mais généralement elles débutent par ces derniers et s'y localisent ;

III. Elles s'accompagnent rarement de troubles de la sensibilité ;

IV. Elles se compliquent rarement de troubles des sens ;

V. Elles peuvent se compliquer d'atrophie musculaire ;

VI. Leur marche est lente et leur durée variable ;

VII. Elles guérissent habituellement sans laisser de traces ;

VIII. Leurs lésions sont absolument inconnues ;

IX. Elles sont très probablement dues à l'action sur

la moelle épinière ou sur les nerfs périphériques des toxines sécrétées par le pneumocoque ;

X. La pneumococcie produit quelquefois des localisations graves sur les centres nerveux : la méningo-myélite, la sclérose en plaques et le ramollissement de la moelle peuvent en résulter.

INDEX BIBLIOGRAPHIQUE

Aldrich, Méd. New's, 1898.

Ballet, Congrès de méd. de Bordeaux, 1895.

Bergeron, Gaz. hebdomadaire, 1859.

Bettelheim, Pneumonie mit acuter spinallhamung, Wien med. Wochenscrift, 1889.

Boulloche, des Paralysies pneumoniques (th. de Paris, 1892, n° 99).

Bourguet, Paraplégie dans la pneumonie (th. de Montpellier, 1884, n° 43).

Brown-Séquard, Paralysies des membres inférieurs, 1864, trad. française.

Carré, Paraplégie dans la pneumonie ; paralysies dans la pneumonie (Gaz. hebd., 1888).

Charcot, Revue neurologique, 1893.

Chauffard, Œuvres de méd. pratique, 1848.

Dechambre, Gaz. hebd., 1859.

Ducloy, Paralysies pneum. (th. de Lille, 1897, n° 31).

Frank (J.), Path. médicale, 1840.

Grasset, Traité des maladies nerveuses, 1894. — (Rapport sur les myélites infectieuses (Congrès de Bordeaux, 1895).

Grisolle, Traité de la pneumonie, 1864.

Gubler, Lès paralysies dans leurs rapports avec les maladies aiguës et spécialement les paralysies asthéniques diffusess des convalescents (Arch. gén. de méd. 1859, t. XVI et XVII).

Hammond, Traité des maladies du système nerveux, 1879.

Imbert-Gourbeyre, Recherches histor. sur les paralysies consécutives aux maladies aiguës (Gaz. méd, Paris, 1863).

Jaccoud, les Paraplégies et l'ataxie du mouvement, Paris, 1864.

Joffroy et Achard, De la myélite cavitaire (Arch. de phys.,
1887).

Kindt, Ein Fall von meningitis spinalis chronica ascendens
nach crouposen pneumonie (Greifswald. In Dissert.,
1889.)

Kraft-Ebing, Revue neurolog., 1893 (analyse).

Landouzy, des Paralysies dans les maladies aiguës (th. agr.,
1880). — Article Pneumonie, in Traité de méd. Brouardel,
Gilbert et Girode, 1900.

Landry, De la paralysie ascend. aiguë (Gaz. hebdom , 1859).

Leech, Med. chronicle, Manchester, 1890.

Leyden, Traité des mal. de la moelle épin., tr. fr., 1879.

Macario, Bul. gén. de thérap., déc. 1850 ; Gaz. méd. de Paris
1857 et 1858 ; Moniteur des hôpitaux, fév. 1853 ; Union
médicale, nov. 1859.

Marie, Progrès méd., 1884.

Massalongo, Théorie infectieuse de la pneumonie (Arch. gén.
de méd., 1885).

Mayet, Traité de diagnostic méd. et de séméiologie, 1898, t. I.

Netter, Arch. gén. de méd., 1887 ; Arch. de méd. expérim.,
1890.

Ollivier d'Angers, Traité de la moelle épinière et de ses maladies, Paris 1827.

Oppenheim, Ein Fall von acuter multiplen neuritis in Geleit
einer crouposen Pneumonie (Char. Annalen 1889).

Portal, Mémoire de l'Acad. roy. des sciences 1789, et Cours
d'Anat. méd., t. III.

Revillout, th. de Paris 1859.

Rondot, Contribution à l'étude des paralysies consécutives à la
pneumonie (Gaz. hebd. des Sc. méd., Bordeaux 1882).

Roussel, Contribut. à l'étude des paral. pneum. (th. Paris 1896,
n° 411).

Sallard, Art. Pneumonie lobaire, in Man. de méd., Debove et Achard, 1893.

Schneider, Paralysies cons. aux mal. aiguës (th. Paris, 1877).

Shœngarth, Spinallhämung bei Pneumonie (Inaug Diss. Berlin 1886).

Stéphan, Les paralysies pneumoniques (Rev. de méd. 1889).

Vulpian, Leçons sur l'app. vaso-moteur 1875, t. II.

TABLE